越辨越明少阳病：

余秋平讲《伤寒论》之少阳病篇

余秋平　著

中国中医药出版社

·北　京·

图书在版编目（CIP）数据

越辨越明少阳病：余秋平讲《伤寒论》之少阳病篇 /
余秋平著 .—北京：中国中医药出版社，2020.3 （2020.12重印）
（中医师承学堂）

ISBN 978 - 7 - 5132 - 5894 - 4

Ⅰ . ①越…　　Ⅱ . ①余…　　Ⅲ . ①《伤寒论》—研究
Ⅳ . ① R222.29

中国版本图书馆 CIP 数据核字（2019）第 275900 号

中国中医药出版社出版

北京经济技术开发区科创十三街 31 号院二区 8 号楼
邮政编码　100176
传真　010-64405721
廊坊市祥丰印刷有限公司印刷
各地新华书店经销

开本 710×1000　1/16　印张 16.75　字数 216 千字
2020 年 3 月第 1 版　2020 年 12 月第 2 次印刷
书号　ISBN 978 - 7 - 5132 - 5894 - 4

定价　68.00 元
网址　www.cptcm.com

社 长 热 线　010-64405720
购 书 热 线　010-89535836
维 权 打 假　010-64405753

微信服务号　zgzyycbs
微商城网址　https://kdt.im/LIdUGr
官 方 微 博　http://e.weibo.com/cptcm
天猫旗舰店网址　https://zgzyycbs.tmall.com

如有印装质量问题请与本社出版部联系（010-64405510）

少阳病篇整理人员

姚睿祺

张　鹏　顾　然　卢宗孝　陈智全　张　玲

作者介绍

余秋平，男，1966年出生，心内科博士，糖尿病专业博士后，主任医师。

曾受业于湖北世代名医刘荣敦教授；硕士毕业于南京中医药大学，师从张民庆教授，从事呼吸系统疾病的中医治疗研究；博士毕业于南京中医药大学，师从李七一教授，从事心血管疾病的中医治疗研究；博士后就读于中国中医科学院，师从仝小林教授，从事糖尿病的中医治疗研究。曾两次赴武汉协和医院心内科进修学习，历时3年。有长期三甲西医院工作经历，曾在重症监护室（ICU）工作3年。

临床善用经方治疗疑难病及危重症，经常受邀到各大医院ICU、冠心病监护病房（CCU）会诊。或接诊西医束手无策的危重病证，其中不乏晚期白血病、小细胞肺癌、胰腺癌晚期、肝癌晚期、心衰、心梗、肺动脉高压等。

长期致力于中医经典研究，尤其精于仲景之学，深入研究《伤寒论》《金匮要略》等中医经典30余年。主张研究经典应回归本源，从原文出发，以古人视角来阐释经典原义，不为后世注家束缚自身的思维。

临床擅长治疗：

1. 糖尿病：糖尿病及其并发症。

2. 心血管疾病：高血压、冠心病、心律失常、心肌病、顽固性心衰、心肌梗死、支架术后再狭窄、肺动脉高压等。

3. 妇科疾病：不孕症、子宫肌瘤、乳腺增生、月经失调、痛经、妇科炎症等。

4. 肿瘤：白血病、肝癌、肺癌、胰腺癌、胃癌、肠癌、肾癌等。

5. 代谢性疾病：痛风、甲亢、糖尿病并发症、代谢综合征等。

6. 儿科疾病：小儿反复感冒、咳嗽、哮喘、支原体肺炎、厌食、抽动秽语综合征等。

学术及临床特色：

1. 余秋平临证时四诊合参，诊法首重望诊和脉诊，亦重视腹诊，善于从微小的证候表现推知背后病机。

主张"脉证并治"，从《伤寒论》《金匮要略》原文还原仲景脉诊原貌，总结出一套切合临床的脉证体系。擅长通过脉诊进行病机推测及方证鉴别，主张脉不独见，有者求之，无者求之。以脉测证，以证释脉，真正实现了"脉证并治"，并以此指导常见病、疑难病及危急重症的治疗。

余秋平临证重辨病机，亦重方证鉴别及合方加减，尤其擅长疑难病及危急重症的治疗。近年来，更致力于癌症晚期、心衰、心梗、肺动脉高压等危重疾病，以及风湿免疫疾病、慢性肾衰、高血压、糖尿病等疑难疾病的证治研究，取得显著疗效。

2. 余秋平对张仲景的《伤寒杂病论》的研究，尤为精深，直抒仲景心意，可谓独得仲景心奥。如深入认识少阳病，提出治疗少阳主症应为柴胡、黄芩、甘草，而小柴胡汤并非少阳病主方！再如大柴胡汤，余秋平认为大柴胡汤是治疗少阳经腑同病之方，即少阳胆经郁滞及胆腑梗阻不通、通降不利，而非少阳阳明合病代表方！诸如此类颠覆古今医家认识的地方还有很多。余秋平研究伤寒论，注重从临床实际出发，反对为了串解而解经文的研究。

3. 余秋平长期致力于还原仲景的经典原意，通过反复临床实践与理论研究，不断从原文挖掘经方的内在病机特点，并结合临床实践，丰富完善了各方证的辨证要点，系统性地总结了大量不典型的临床表现，从而极大地扩充了方证的应用范围，令后学者可迅速掌握辨证要点。

比如小柴胡汤证的辨证要点除"柴胡八证"外，还有很多常见却不典型的辨证要点，如太阳穴处热、单侧鼻孔堵、阵发性咳嗽、咳嗽急迫而舌外伸、右胁触叩痛等，临床但见一二证即可，从而完善了小柴胡汤的临床运用经验。

（可参看微信号"中医书友会"文章《讲座实录：余秋平全面讲解〈伤寒论〉少阳病》）

4. 创建了"少阳－三焦－厥阴"理论体系。该理论以三焦为纵向轴，少阳、厥阴为横向表里，认为三焦外连少阳、内连厥阴，既是机体最大的脏腑，又是人体津液及元气运行的通路，少阳胆及厥阴肝则是通过三焦，调控机体的水液代谢及气血流通。

三焦致病，轻则水液通路不畅、气机升降失调，重则人体血脉通路郁滞，脏腑功能严重失调，免疫系统崩溃，常易导致各种严重的复杂疾病表现，如高血压、糖尿病、白血病、慢性肾衰等。余秋平通过调节"少阳－三焦"或"厥阴－三焦"的平衡，恢复机体的正常水液代谢及气血通路，从而治疗各种疑难大病，取得了满意疗效。

5. 危重病治疗，多从少阴、厥阴论治。对少阴、厥阴条文中诸多"死证"有深刻体会，并结合临床经验，摸索出一套救治危急重症的辨治思路。经常受邀到各大医院 ICU、CCU 出诊，或接诊西医束手无策的危重症，其中不乏白血病、小细胞肺癌、胰腺癌晚期、肝癌晚期、心衰、心梗、肺动脉高压等危急重症，并取得满意疗效，甚至治愈。

6. 纠正历代医家对阳明病的模糊认知，还原仲景对阳明病的理解。把对阳明提纲证、阳明外证、阳明腑实证、阳明血证及阳明湿热证等关键概念的辨识及理解，与临床密切结合，对感染性疾病后期的转归、治疗具有很强的指导意义。另外，对阳明寒证，包括"阳明中风""阳明中寒""固瘕"等概念及辨治要点有深刻体会，并验之于临床，取得满意疗效。

7.继承、发展了历代医家对温热病和湿温病的认识。一方面继承叶天士、吴鞠通等温病学家治疗外感温热病的辨治体系，另一方面从仲景条文中发掘伏气温病的经方治疗经验及临证思路；另外，继承恩师刘荣敦教授治疗湿温病的独到经验，并运用于临床，总结出一套完整的辨治体系。

8.继承仲景对药物功效的认识，颠覆了历代医家从《神农本草经》认识经方用药的常规模式，从《伤寒论》《金匮要略》原文推求、还原仲景对药物的理解，挖掘药物独特的性味功效，作用病机、病位力求精准，并指导临床实践，疗效肯定。

9.系统建立"热饮"学说，深刻认识其核心病机及辨证要点，对慢性支气管炎、肺心病等慢性呼吸系统疾病的临床治疗有重大的指导意义。

（可参看论文《热饮证治法探讨》及《热饮证治再探》）

10.通过研习《金匮要略》妇人三篇，深刻理解仲景辨治妇科病的核心病机及治疗思路。并以之指导各种疑难妇科疾病的治疗，包括不孕症、子宫肌瘤、子宫腺肌症、卵巢囊肿等，取得了显著的疗效。

（可参看微信号"中医书友会"文章《一节课讲完妇人产后病证治》）

社会活动：

多年来，余秋平一直致力于中医经典的传播，多次受邀到北京中医药大学、中国中医科学院研究生院、广安门医院、首都医科大学中医学院等院校进行多场经典讲座，主要授课内容为《伤寒杂病论》条文解析及临床应用、从《伤寒论》看温病治疗等多项专题，受到广大师生的一致好评。

2016 年在北京成立了"余秋平经典传承工作室"，不遗余力地传播中医经典，同时在北京炎黄中医院开设了糖尿病及高血压等疑难疾病的专科门诊，对这些疑难疾病进行深入的临床研究，致力于从中医理论上寻找突破口，掌握疾病的规律，并取得满意疗效。

现已开通了"余秋平讲中医经典"的微信公众号及微博，传播中医经典与中医科普，并在"余秋平讲中医经典""中医书友会"及"中医思维"等微信公众号上，发表了大量的临床研究文章，受到中医从业者及爱好者们的广泛好评。

自　序

我出生于湖北黄冈，中学时偶然看了一部日本电视剧《血疑》，剧中讲了幸子罹患白血病，恋人光夫为了挽救幸子，努力研究白血病治疗规律的故事。从此，我便萌生了刻苦学医，攻克医学疑难病证的念头。

所以，我在填报高考志愿时，九个专业中有八个都填的是医学专业，还有一个非医学专业是被老师强迫填报的。最终，我以高分被三峡大学医学院录取，在这里我有幸遇到了我的师父刘荣敦教授。刘荣敦教授出身于中医世家，更是研究温病之大家，治学谨严，功底深厚。他老人家一生淡泊名利，从不著书立说，总是告诫我："唯有经典，千古流传，万不可以一得之见，标新立异，而欺诳后人！"在恩师的感召下，我跳出了统编教材的知识架构，开始到处购买中医书籍。这期间，偶然读到了刘渡舟教授的《伤寒论通俗讲话》，在这本书中，我遇到了许多疑惑，便大胆地给刘渡舟教授写信求教，没想到刘老竟然及时回信了！信中除了表扬、鼓励我一番外，还推荐了一些书给我，并希望我以后有机会可以报考他的研究生。因为刘渡舟教授的回信与鼓励，我与《伤寒杂病论》结下了不解之缘，一下子就扎进里头去了，所谓"衣带渐宽终不悔，为伊消得人憔悴"便是此中之境。

　　第二位对我影响比较大的是岳美中先生。他主张读经典，读原文，不主张看注家，这一点对我启发颇深。我对《伤寒杂病论》的研究造诣之所以能到今日的高度，此公的影响甚大。几十年如一日，无论是上下班、烧饭、带小孩，只要有空，我就反复读原文，反复背诵，反复琢磨。看病时，若是觉得哪些症状很像书中之病证，就拿过来用。如果用了没有效果，就反复思考，再读原文。比如我曾用瓜蒌薤白白酒汤治疗心绞痛，发现没有太大的效果，再读原文，才发现原来是要加酒煎药，加上酒之后效果转佳。诸如此类依方临摹，精读原文的情况很多。所以，我研究伤寒跟别人不一样，别人一般都是参看多个注家，在诸多注家里寻找答案，故多有终其一生未能登堂入室者。因为后世著书传世者，很多都是年轻时著书，当时他们的临床水平并不高，火候不到家，所以无法揭示张仲景的本意。我反复精读条文，再结合临床实践，长期坚持学习，慢慢就拨开云雾见天日了。

　　第三位对我影响比较大的就是胡希恕先生。他使我对六经有了更深刻的认识。当然，个人认为胡老过多地强调抓主症和辨方证，跟张仲景所讲的辨脉证、察病机，还有一定的境界上的差距。临床很多疾病是很复杂的，需要脉证并治，才足以辨病机；单纯抓主症，有时很难把握疾病的本质，不能取得一箭穿心的效果。故而辨方抓主症，有其局限性。

虽然三十年如一日地修习经典原文，但遗憾的是"昨夜西风凋碧树，独上高楼，望尽天涯路"的迷惘，却从未在我的心头散却。直至有一次梦里，我侍诊一位年近古稀，清癯矍铄的老者，其口授心法之精到高妙，如醍醐灌顶，大启心窍，震人心魄。我知必是异人相授，遂一字一句，极尽心力，记忆于心，然梦境一醒后，马上寻找纸笔，准备再做整理，却茫然不知所云，只能遥思于梦境之外了。自此，我读书临证看病便渐入佳境，想来这位老者定是张仲景从书中走入我梦里的。"众里寻他千百度，蓦然回首，那人却在灯火阑珊处！"如此怡然之境，如此物外之地，非积数十年功夫之人亦何足与共语而深信不疑？

余自是以来，常反思己路曲折之过往，痛心中医学子不得其门而入之现状，然仅藉一己之力又何益于当下中医之窘境。近年来，得遇知己王凯铭，遂于北京炎黄中医医院开馆授徒，幸得顾然、张鹏、姚睿祺、卢宗孝、张玲五位中医赤子执弟子礼拜入门下。我的深刻体会是，中医诸多疑惑，不辨不明，越辨越明，教学相长。在长期的临床带教中，于我而言，学术造诣可谓更上一层楼；于弟子而言，将我平日临证之口传手授与师生同辨之言，录之于音、文之成册，并附以各位弟子平日学习之心得与临证之体悟，整理成书，俾我伤寒之学不至湮没，亦期有裨于中医初学者。

书既已成，余常想余虽未若叶天士于中医成法之外另开一法门而成《温热论》，然立足仲景本意之脉证并治以治仲景之学，于当今之世，我或过之，亦未可知？一得之见，纰漏在所难免。

余秋平

2019 年 12 月于北京

编写说明

1. 本书《伤寒论》条文的内容、断句与编号，均依钱超尘整理、人民卫生出版社 2005 年 8 月出版的《伤寒论》版本。

2. 本书《金匮要略》条文的内容、断句，均依何任整理、人民卫生出版社 2005 年 8 月出版的《金匮要略》版本。

3. 为便于读者掌握原文精神，对个别条文做了必要的删减与调整。如第 96 条除置于"小柴胡汤证"一章外，其加减法部分内容还置于"少阳兼太阴病证治"一章，以更好地阐述条文的深刻内涵，对此类条文，均有标明出处。

4. 对部分方药有争议者，多依据对该方证病机的认识与切实的临床实践来鉴定、修改，如大柴胡汤有无大黄之说，依据其病机与临床，断为有大黄二两，但并未在条文后加以说明。对于有一定文献依据者，如甘草泻心汤有无人参之说，则依据《金匮要略》原文与林亿等按，断为有人参三两，此在条文后有按语说明。

5. 对部分条文断句有异议者，多依据对条文的认识与切实的临床实践来鉴定、修改，但并未在条文后加以说明。

6.为便于读者清晰地掌握《伤寒论》的六经辨证体系与病机方证，本书的结构框架分为总论与各论两部分。总论为指导学习各论而设，第一章详细阐述仲景的六经辨证体系，开创性地解决了六经的实质、六经辨证的传变规律等重大问题，让读者对《伤寒论》的六经辨证体系有整体的清晰认识；第二章为少阳病篇的总论，详细阐述少阳的生理病理，旗帜分明地将少阳与厥阴相鉴别，奠定了各论的基础。各论以病机方证归类，每一方证下沿条文解读、病机要点、方药解析渐次展开，并附有医案举隅，以让读者全方位地掌握各方证的核心要点，学以致用。同时，书中附有少阳病纲目一览表，将病机方证分门别类，以便于读者对少阳病的体系框架有十分清晰的认识。

余秋平

2019 年 12 月

目　录

少阳病纲目一览表

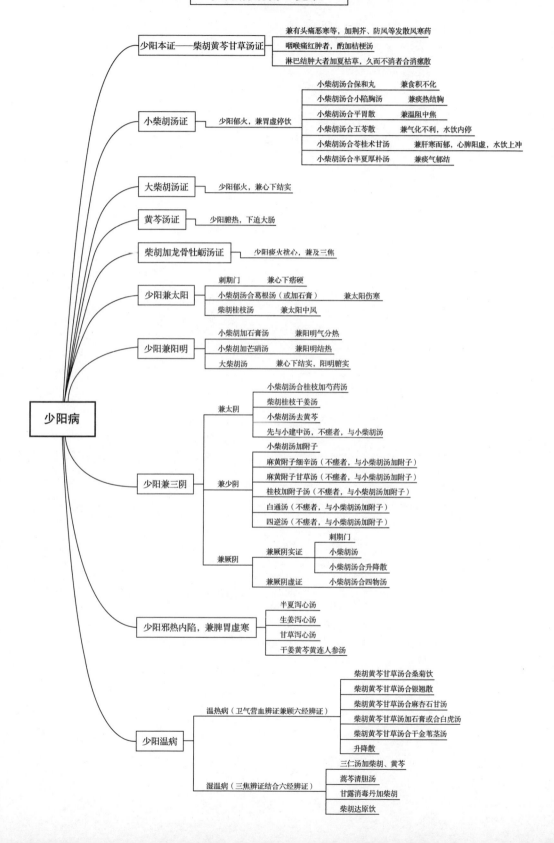

少阳病

- 少阳本证——柴胡黄芩甘草汤证
  - 兼有头痛恶寒等，加荆芥、防风等发散风寒药
  - 咽喉痛红肿者，酌加桔梗汤
  - 淋巴结肿大者加夏枯草，久而不消者合消瘰散

- 小柴胡汤证　少阳郁火，兼胃虚停饮
  - 小柴胡汤合保和丸　兼食积不化
  - 小柴胡汤合小陷胸汤　兼痰热结胸
  - 小柴胡汤合平胃散　兼湿阻中焦
  - 小柴胡汤合五苓散　兼气化不利，水饮内停
  - 小柴胡汤合苓桂术甘汤　兼肝寒而郁，心脾阳虚，水饮上冲
  - 小柴胡汤合半夏厚朴汤　兼痰气郁结

- 大柴胡汤证　少阳郁火，兼心下结实

- 黄芩汤证　少阳腑热，下迫大肠

- 柴胡加龙骨牡蛎汤证　少阳瘀火扰心，兼及三焦

- 少阳兼太阳
  - 刺期门　兼心下痞硬
  - 小柴胡汤合葛根汤（或加石膏）　兼太阳伤寒
  - 柴胡桂枝汤　兼太阳中风

- 少阳兼阳明
  - 小柴胡加石膏汤　兼阳明气分热
  - 小柴胡加芒硝汤　兼阳明结热
  - 大柴胡汤　兼心下结实，阳明腑实

- 少阳兼三阴
  - 兼太阴
    - 小柴胡汤合桂枝加芍药汤
    - 柴胡桂枝干姜汤
    - 小柴胡汤去黄芩
    - 先与小建中汤，不瘥者，与小柴胡汤
  - 兼少阴
    - 小柴胡汤加附子
    - 麻黄附子细辛汤（不瘥者，与小柴胡汤加附子）
    - 麻黄附子甘草汤（不瘥者，与小柴胡汤加附子）
    - 桂枝加附子汤（不瘥者，与小柴胡汤加附子）
    - 白通汤（不瘥者，与小柴胡汤加附子）
    - 四逆汤（不瘥者，与小柴胡汤加附子）
  - 兼厥阴
    - 兼厥阴实证
      - 刺期门
      - 小柴胡汤
      - 小柴胡汤合升降散
    - 兼厥阴虚证　小柴胡汤合四物汤

- 少阳邪热内陷，兼脾胃虚寒
  - 半夏泻心汤
  - 生姜泻心汤
  - 甘草泻心汤
  - 干姜黄芩黄连人参汤

- 少阳温病
  - 温热病（卫气营血辨证兼顾六经辨证）
    - 柴胡黄芩甘草汤合桑菊饮
    - 柴胡黄芩甘草汤合银翘散
    - 柴胡黄芩甘草汤合麻杏石甘汤
    - 柴胡黄芩甘草汤加石膏或合白虎汤
    - 柴胡黄芩甘草汤合干金苇茎汤
    - 升降散
  - 湿温病（三焦辨证结合六经辨证）
    - 三仁汤加柴胡、黄芩
    - 蒿芩清胆汤
    - 甘露消毒丹加柴胡
    - 柴胡达原饮

第一章

六经辨证的实质探源

【本章概要】

一、六经辨证的由来

将六经用于外感病的辨证治疗，首见于《素问·热论》。但是《素问·热论》里的六经传变规律，似为温热病而立，并不能囊括所有外感病的传变规律，不具有临床的普遍性。所以张仲景在继承《黄帝内经》（以下简称《内经》）六经体系的基础上，根据临床实际进行了丰富和完善，提出了完备的六经辨证体系。

仲景的六经辨证体系，有着确切的理论源头和深厚的理论和临床基础。《伤寒论·序》中明言："撰用《素问》《九卷》《八十一难》《阴阳大论》《胎胪药录》，并平脉辨证，为《伤寒杂病论》合十六卷。"六经辨证体系的理论，源自《内经》《难经》。众所周知，仲景是书，详于临证，略于说理，所以书中诸多理论，多秉承《内》《难》二经。如脏腑功能、经络走行，详于《内经》；寸口脉要，三部九候，则详于《难经》。由于仲景之学发源于经典，服务于临床，遂成医学之正脉。一千八百余年来，历代医家无不以仲景为师。而六经辨证体系，正是仲景学术的理论核心，亦是掌握辨证论治的"金钥匙"。

张仲景结合病因和经络脏腑的病机特点，将外感疾病的病理过程分为三阳和三阴六经系统，从而创立了著名的六经辨证理论体系。

二、六经辨证的基本规律

由于风寒等各种外邪侵袭人体致病，都是遵循从皮毛腠理、肌肉胃肠、三焦胆经腑，再循经深入三阴内脏的基本规律，疾病的发展也是一个由表入里、逐步深入加重、正气渐衰的过程。六经的传变与否，往往与正气、邪气、治疗等因素有关。

六经辨证，就是将外感病发展过程中的各种证候，根据病因、脉象、症状，结合经络脏腑功能的特点，进行归纳分类，再科学地划分为六类证型阶段，分别为太阳病、阳明病、少阳病、太阴病、少阴病、厥阴病。这个六经的次序，只是反映外感疾病的病情逐步深入加重的次第，并不是说所有疾病都会顺循六经的次第而传变。

六经病的基本传变规律是：凡邪气盛而阳气未衰，正邪斗争在六腑和躯壳者，多属三阳经病证，治疗当以祛邪为主；凡阳气虚衰，邪气内陷于内脏者，多属三阴经病证，治疗当以扶正为主。

六经病证中，太阳主皮表，阳明主肌肉，少阳主半表半里（即邪气由阳入阴之枢）。三阳病多属于躯壳与六腑的病证，临床多为热证、邪实证，统属于阳证，其病在外。太阴病，主脾虚寒证；少阴病，主心肾阳虚或阴虚证；厥阴病，主肝的虚热证或者虚寒证。三阴病多属内脏虚损，兼邪气内陷，深入于内脏的病证，所以统属于阴证，其病在里。

其中，由于太阳与少阴，阳明与太阴，少阳与厥阴，三对为互为表里的阴阳经，遵循"实则阳经，虚则阴经"的传变规律，可以根据经气的虚实，而遵循表里阴阳两经互相传变。如厥阴经病，经过治疗后，阳气来复，可以转出少阳；少阳病误治，也可以直接转为厥阴病。同理，太阳病误治后，可以转为少阴病；少阴病，阳复太过，也可以转成太阳。阳明病误治，可以直接转为太阴病；太阴病阳复太过，也可以转为阳明病。

三、六经体系的物质基础

千百年来，关于六经的实质认识，历代医家各抒己见，后世学者莫衷一是。六经的实质问题，俨然成为研究伤寒的第一座大山。有学者将六经作为虚玄的理论看待，实则不然，六经系统有着实实在在的物质基础。

人身是由内在的脏腑、外在的躯壳官窍，还有贯穿内外的经络所构成，气血津液充盈其中。其中，躯壳又细分为皮、脉、肉、筋、骨五体。而"经脉者，内属于腑脏，外络于支节"（《灵枢·海论》）。《内经》将人体的脏腑、经络、五体等组织器官及其功能，进行了系统性的划分，分为三阴三阳六经系统。

功能上，六经系统是天地阴阳信号的接收系统。 六经系统内连脏腑，外络躯体四肢九窍，同时感受天地阴阳之气，响应昼夜阴阳、四时寒暑的变化，接受大自然的磁场和信息。其物质基础，就是人体的脏腑经络系统。

所以，**六经辨证体系是建立在人体六经系统之上的，集脏腑经络辨证、病因病机辨证、八纲辨证于一体的临床辨证体系，绝非是简单抽象的六类证候集合**。抛开脏腑经络，空谈气化、证候，易流于虚玄，也不符合临床实际。

四、六经的内涵（兼论三阳三阴的命名）

"阳主外"。白天，太阳行于地球的阳面。

早晨，太阳初升，阳光初露尚微，故曰"**少阳**"。少阳，反映阳气初升而尚少。

正午（中午），阳光普照而最盛，故曰"**太阳**"。太阳，反映了阳气最多而隆盛。

下午至傍晚，太阳渐降，月光初现天空，两阳（太阳与月亮）并见，故曰"**阳明**"。阳明，反映了阳气下降，但仍壮盛。

所以太阳、阳明、少阳，反映了大自然阳光量的多少与盛衰。

天人感应，人体的卫阳之气，也随着太阳的运行，白天循行于人身的三阳经。凌晨，大自然少阳之时，卫阳之气同步行于人身的少阳经；正午，卫阳之气同步循行于人身的太阳经；下午，卫阳之气，也同步循行于人身的阳明经。

人体的三阳经，络属于躯壳与六腑，相对于内脏，属于外层。

太阳经，主一身之表，为诸经之藩篱，属于皮毛腠理营卫的层次，是人体最外围的部分，于人体分布最广，布防了最多的卫阳之气。太阳经络属于膀胱腑与小肠腑。

人体通过太阳膀胱经，把下焦的原阳（元阳）之气布防到皮毛周身，形成卫阳之气。**卫阳之气，根源于下焦命门，资助于中焦脾胃，宣发于上焦肺，并受肝的调节，从而布防于周身，但统摄于太阳膀胱经。**

太阳经如同国家的边境，卫气就如同**边防部队**，从命门总部出发，经过各大军营的补充（脾胃）和调配（肺肝），最终到达边境（太阳），战斗在最前线，守护国家的安全与稳定（保卫人体）。

阳明经，主肌肉，在太阳经之里层，又称"二阳"，布防的卫阳之气，仅次于太阳经。阳明经络属于"胃家"，即胃、小肠和大肠等消化道，相当于国家的后勤保障部队。

少阳经，介于人体躯壳和内脏之间，为半表半里之处，为"一阳"。卫阳之气的分布，在三阳中算最少的。少阳经络属三焦和胆腑。

少阳经向内一步，就是内脏；向外一步，仍是躯壳。所以**少阳经是人体唯一的半表半里处**。此"表"，是脏器之外的躯壳；此"里"，是在内之六脏（脾、肺、心、肾、肝、心包）。少阳经的三焦，即是胸腹腔的包膜，也正是表里的分界（关于人体少阳系统的组成详见第二章少阳病总论）。

所以**三阳（太阳、阳明、少阳），既反映了卫气布防的深浅层次，又反映了卫气布防量的多少**。

"阴主内"。夜间，太阳循行于地球的背面，而卫阳之气，亦同步循行于人身的内脏。

由于夜间失去太阳光的照射，处在地球的正面，只会感受大自然的阴寒之气。在晚上9点至凌晨3点间，阴寒之气最隆，故曰**"太阴"**。

在夜间11点至凌晨5点之时，虽然阴寒之气仍重，但太阳初萌欲升，故阴寒之气稍退，较太阴为少，故曰**"少阴"**。

至凌晨1点至7点之时，虽然阴寒犹在，但太阳已渐初升，正处于阴阳交替之时，阴寒虽极而太阳逐渐升起，少阳之光初露，所以厥阴是寒极而欲去，少阳初升而式微，故曰**"厥阴"**。厥者，极也，尽也。

所以**太阴→少阴→厥阴，反映了大自然阴寒之气的量逐渐由多到少的过程**。

同理，人体的三阴经走行和络属在里的内脏也属阴。**人体的三阴（太阴、少阴、厥阴），既反映了人体内脏元气（阴气）的多少，也反映了卫阳之气，夜间走行于内脏，资助内脏元气量的多少**。详见以下论述。

五、人身六经的昼夜规律（六经病欲解时、三阴三阳的实质）

人身的六经系统，是天地阴阳的信息接收系统。《灵枢·岁露论》说："人与天地相参也，与日月相应也。"故卫阳之气的运行，与太阳的运行同步相应，随太阳的起落，而有升降出入。

所以卫气循行于六经时，也呈现出特定的昼夜（阴阳）规律。这也是六经病欲解时的生理基础，六经在各自欲解之时，得到卫阳之气的资助较多，故更有能力祛邪外出，其病易愈而"欲解"。如果本经的元气素弱，其时虽有卫阳之气的资助，欲抗邪外出，但毕竟敌强我弱，斗而难胜，也可能在"欲解时"出现症状加重。

太阳昼行于地球的阳面（正面），夜行于地球的阴面（背面）。与之相应，人体卫阳之气也是"昼行于阳（外），夜行于阴（内）"。

早晨，寅至辰时（3:00～9:00），太阳初升，人身卫阳之气，也随之从内脏渐出，而行于人体的三焦与胆经。此时，初出的卫阳之气，得到太阳光能、热能的补充尚少，此时的卫阳之气也少，故曰"**少阳**"。

中午，巳至未时（9:00～15:00），太阳高照，太阳发出的热能光能最多，此时，人体卫阳之气，得到补充的能量最多，而且布散于皮毛腠理的卫阳之气也最多，故曰"**太阳**"，又曰"巨阳"。

下午，申至戌时（15:00～21:00），太阳渐行落下，人体的卫阳之气，也随之潜降，入于肌肉胃肠。此时，太阳热能已减少，但仍充足，到傍晚之时，月亮初升，而太阳尚挂天空，两阳（太阳、月亮）合明，名曰"**阳明**"。此时，卫阳之气，较太阳之时为少。

晚上，太阳行至地球的阴面，人体的卫阳之气也潜行于三阴经与内脏。白天得到太阳的热能补充的卫阳之气，借夜行于内脏之时，一方面替换内脏的元气，让其得以休养，另一方面正可以补充内脏一天工作消耗的元气。

初夜，亥至丑时（21:00～3:00），卫阳之气行于太阴经。由于是由阳入阴的第一阴脏（内脏），又称"至阴"。由于脾与肺，在白天的工作量最大，消耗内脏的元气最多，此时太阴内脏的阳气最虚，阴寒之气最重，亟待卫阳之气的补充，**故肺脾也称"太阴"之脏**。

深夜，子至寅时（23:00～5:00），卫阳之气，行布于心肾，由于心肾本身藏有的阳气最充足，所以白天消耗的阳气相对太阴为少，所需补充的阳气也较太阴为少，**故心肾也称"少阴"之脏**。

凌晨，丑至卯时（1:00～7:00），卫阳之气，行于心包与肝脏。此时，白天吸收大自然的阳气也将消耗殆尽，好在肝与心包，白天工作消耗的阴血多，所耗的阳气较少。因此，所需补充的阳气更少。此时，太阳渐升出地平面，卫阳之气也随之，渐由内脏而出，由阴出阳。**故心包与肝也曰"厥阴"之脏**。厥阴之时，阴寒极而少阳初生。卫阳之气，行将由三阴之内脏，而走出少阳经腑。

学生提问：老师，六经的物质基础是脏腑经络。为什么六经的欲解时与经络循行主令不同？比如少阳病的欲解时是寅时到卯时（3:00～9:00），而少阳经的经络循行主令是亥时到子时（21:00～1:00）？

余师解答：经络循行主令是针对**人身元气**而言，六经欲解时是针对**天阳和卫阳之气**而言。

以少阳经为例，人体自身的元气是21:00～1:00流注于少阳经。而卫阳之气的运行与太阳的运行同步相应，3:00～9:00随着太阳初升，卫阳之气从内脏渐出，而行于人体的少阳经。少阳经得卫阳之助，更能祛邪外出，故病易愈。

六、六经的排序及传变规律——驳"逐日传经说"

《素问·热论》说"伤寒一日，巨阳受之……二日阳明受之……三日少阳受之……四日太阴受之……五日少阴受之……六日厥阴受之"，提出了六经病的传变规律乃逐日逐经传变。张仲景受其启发而创立六经辨证体系，但是他根据临床实践，彻底推翻了《内经》的六经病逐日逐经传变的理论，提出六经辨证，应**"观其脉证，知犯何逆，随证治之"。判断六经传变的依据是脉证，绝对不可拘于日数和六经的排列次序！**

尽管如此，《伤寒论》在篇目编排上，仍然保留了太阳、阳明、少阳、太阴、少阴、厥阴的次序，其意义有二，阐释如下。

（一）反映人体结构的层次

六经病证中，三阳病，多属于躯壳六腑的病证。太阳主皮表，阳明主肌肉，少阳主半表半里（少阳生理详见第二章）。而三阴病，多属五脏（或六脏）的病证。六经的编排次序，反映了人体的结构，是由表及里，由躯壳、六腑再到五脏。

（二）反映病情的轻重

六经的编排次序，也反映了外感疾病由表及里的渐进式的发展趋势，以及病情由轻到重的不同病理层次。

《素问·缪刺论》说："夫邪之客于形也，必先舍于皮毛……入舍于经脉，内连五脏。"外邪从皮毛经络往脏腑的发展，是六经病传变的基本规律。外感病在太阳病的阶段，其邪在皮毛肌腠的层次，其病较轻；到阳明病的阶段，邪入肌肉胃肠的层次，其病深重一级；在少阳病的阶段，外邪已入表里之间（半涉躯壳，半涉内脏），其病情更重，易陷内脏；邪入三阴病的阶段，其病，不仅邪陷内脏，而且内脏阳气大伤。其中，太阴病的阶段，邪陷脾脏，脾阳虚损；邪入少阴，则邪入少阴内脏，而且心肾或阳气大虚，或阴液枯竭，其病或危或重；邪入厥阴的层次，其病邪郁厥阴，寒热错杂，虚实兼夹，病情往往疑难复杂。

六经病的传变规律，受诸多因素的影响，不是简单的逐日逐经传变。古今大多数医家受"逐日传经说"的影响较深。因此，很多伤寒研究的专家，往往喜用画箭头的方式来表示六经的传变次第，看似是能够把六经辨证体系讲解得清晰明了，实则大误后学。因为**影响六经传变的因素有三：一是患者的体质偏性，二是病邪致病的特性，三是误治损伤脏腑的不同**。下面将详细阐述。

七、体质因素：实则三阳，虚则三阴

《灵枢·百病始生》曰："风雨寒热，不得虚，邪不能独伤人。"这里揭示了体质的强弱是发病与否的重要因素。患者体质的偏性不同，则所易患的六经病必不相同。

五脏阳气不虚者，外感邪气，其病多停留在三阳经。其病变多在躯壳和六腑，多属功能性疾病和急性感染性病变，其病多易治愈。

五脏素虚者，外感邪气后，其邪易陷三阴内脏，其病多在五脏，多属器质性损伤疾病，慢性虚弱性病变，病情多难以治愈，并且极易恶化，甚至死亡。

三阳病之中，五脏阳气不虚，只是因一时劳累汗出或者受寒太重者，外感起病后，其病多在太阳经；如果素体阳明有里热者，外感邪气后，病邪易入阳明经，从而出现壮热、口渴饮冷、便秘、右脉滑大等症；如果曾被抗生素发汗药损伤过，虽然五脏阳气未虚，但其人血气已弱，感受外邪后，邪易传少阳经，从而出现半虚半实的郁火证。

三阴病，则五脏阳气多有偏虚，外感之后，则随虚损的内脏不同，而发为不同的病证。

素体脾阳内虚之人，感邪之后，其邪易陷入太阴。如果太阴阳虚重者，感受寒邪后，寒邪更易伤脾阳，易见太阴脾虚寒证；如果脾气素虚夹湿者，外感寒邪后，易见见太阴脾虚寒湿证，外感长夏暑湿之邪，则易见太阴湿温病。

如果少阴肾阳素虚者，外感寒邪后，则邪易陷少阴，此时虽有恶寒、流涕等表证，不得认作太阳病，只可辨为少阴病。因为患者往往同时伴有精神萎靡、右尺脉细弱、面色晦暗等少阴阳气大虚之证，必须温补少阴为主，其病临床多见于心肌炎、心衰、肾衰等病。如果少阴真阴素虚者，其人每易感受风热温邪，或易患伏气温病。

如果厥阴肝阴素虚，兼脾肾阳虚之人，伤寒之后，不仅寒邪内伤脾肾之阳，而且寒邪也易内陷厥阴，郁遏阳气，激动厥阴风火，发为厥阴病寒热错杂证。如果只是厥阴肝阴素虚内热之人，也易感受温热之邪，发为厥阴伏气温病。如果只是厥阴肝阳虚之人，感受寒邪后，易陷厥阴经，发为厥阴寒厥证。

举例来说，即便同样是**伤寒**起病，如果体质不同，则起病所见的病证，必也不同。

如果卫阳未虚者，则起病多见太阳表证。其中，卫气实者，易见麻黄汤证、葛根汤证；如果兼有心下停饮者，则易见小青龙汤证、小青龙加石膏汤证；如果卫阳稍虚者，起病即易见桂枝汤证、桂枝加黄芪汤证。

如果阳明里有蕴热者，其发病易见阳明热证。如果外寒闭表，兼阳明里有蕴热者，起病即易见大青龙汤证；如果表寒较轻，阳明里热重者，表寒易很快从阳化热，转为麻杏甘石汤证、白虎汤证、白虎加人参汤证；如果胃肠素有食积内热者，表寒就易于化热入里，伤阴化燥，转成承气汤证。如果胸膈素蕴里热者，则易见栀子豉汤证；如果胃肠湿热内蕴者，则易见葛根芩连汤证。

如果气血素虚者，起病易见少阳病证。如果外寒闭表，兼血弱气虚者，起病易见柴胡葛根汤证、柴胡桂枝汤证、柴胡桂枝加石膏汤证、柴胡加石膏麻黄汤证等。

如果脾阳素虚者，起病易见桂枝人参汤证、桂枝新加汤证。

如果肾阳素虚者，起病则易见麻黄附子细辛汤证、麻黄附子甘草汤证；如果脾肾阳气都虚者，则起病易见白通汤证、四逆汤证；如果肾阳内虚兼肝阴不足者，起病则易见真武汤证、附子汤证。

如果肝阳素虚者，起病易见当归四逆汤证、当归四逆加吴茱萸生姜汤证。如果肝阴虚兼脾肾阳虚者，起病易见乌梅丸证。

同样是外中风邪，体质不同者，其所见病证，也必不同。所以说**六经均有伤寒，六经均有中风**。虽然受邪相同，起病与传变也必因体质的偏异而见证各不相同。

八、病邪因素：感邪不同，传变不同

《灵枢·百病始生》曰："此必因虚邪之风，与其身形。两虚相得，乃客其形。"患病，体质和邪气两个因素缺一不可。外邪的传变虽然都可能从表传里，从经入脏。但由于不同病邪的致病特性不同，对不同脏腑的易感性不同，所以即便是同一体质者，感受不同外邪后，其传变特点也各不相同。

风邪：风为阳邪，轻扬开泄。外感风邪后，其传变和化热多较快，易见汗出恶风。**胆为风木之腑，肝为风木之脏，外风容易引动内风，内外相引。所以风邪容易影响少阳 - 三焦 - 厥阴系统。**厥阴肝气素虚之人，外风容易陷入厥阴肝经；五脏阳气不虚之人，外风容易传少阳经。"实则少阳，虚则厥阴。"

寒邪：寒性收引，容易闭表。外感寒邪后，毛孔易为寒闭，营卫易为寒邪凝滞，故易见头身疼痛、汗不出等症。寒为阴邪，易伤阳气，其性凝滞，所以感受寒邪后，往往传变和化热相对较慢。**如果五脏阳气不虚，感寒后，表闭后郁而化热，才内传少阳或阳明，否则只在太阳。如果五脏阳气内伤，则外感寒邪后，易乘虚内陷三阴之脏，**脾阳虚者，陷入太阴；肾阳虚者，陷入少阴；肝阳虚者，陷入厥阴。

温邪：温邪属伏火。**火性急迫，其性炎上，传变迅速，易伤阴耗气。**如果是新感温邪，起病之初，就易传入阳明，也易迅速内迫厥阴，传入营血分，即《温热论》所云"温邪则热变最速"。如果少阴真阴素虚者，不管是新感温邪，还是伏温内发，都易见少阴经伏气温病；如果是厥阴真阴素虚者，则易传入厥阴肝与心包经。

暑邪：暑邪得之于夏，暑易伤气阴，暑易夹湿。夏暑伤人，易传阳明，按阳明病论治，或夹湿邪，按暑温夹湿论治。

湿温：长夏暑湿之季，**脾虚内湿之人，容易感受湿热之邪**，即《温热论》"外邪入里，里湿为合"，起病而为湿温病。**其病多以太阴 - 阳明为中心，以湿阻元气、三焦不畅为主要特点。**

九、误治伤正，邪易内陷，从阳化热，从阴化寒

外邪侵袭人体后，多易由表传里，而人体的正气则会起而抗争，欲祛邪外出，邪正斗争的过程，复杂而多变，一般不出六经系统。医者的

治疗，也必须因势利导，就近祛邪，应帮助免疫系统以抗病祛邪，切不可反其道而治之。

如邪在太阳经表，应发汗，透邪外出；如邪在少阳经，应扶助元气，兼清透郁热；如邪结阳明大肠，应通腑，以泄邪热之结。**如果逆正气抗病的方向治疗，就是误治。**如外感见咳嗽咽痒，是机体的正气欲祛邪排痰的反映，医者应因势利导，宣肺透邪，以收邪去，而肺气宣畅，其咳自止之效。切不可妄用降气止咳药，也不宜用滋阴润肺止咳药，更不宜用收敛镇咳药，否则就是误治。

误治，既易伤正气，又易留邪气。轻者，闭门留邪；重者，正气大伤，邪气内陷，从而出现各种复杂疑难的病证，甚至是危重的病证。

误治之后，医者只能"观其脉证，知犯何逆，随证治之"。纵观整本《伤寒论》，误治救逆的条文和方子比比皆是，说明因误治造成传变，甚至是坏病，是临床常见的问题。**很多现代的慢性疾病，如慢性肝炎、慢性咽炎、慢性肾炎等各种疾病，多不是其疾病的自然进程，而是误治的结果！**

外邪误治，内陷入里后，一般遵循"从阳化热，从阴化寒"的基本规律。比如太阳病表邪未解者，误用攻下法，致表邪内陷，入于胃肠而见"下利不止"。如果属脾阳素虚者，则表邪入里，易从阴化寒，而出现太阴病的下利证，治宜理中汤；如果肾阳素虚者，表邪内陷，多入少阴，也是从阴化寒，而出现少阴病的下利证，治宜白通汤。如果胃肠内热重者，表邪内陷，则从阳化热，易出现阳明病的下利证，其治宜葛根芩连汤。如果胆素内热者，表邪内陷，也是从阳化热，多为少阳病的下利证，治宜黄芩汤。所以体质因素在疾病的传变中常常起着决定性的作用。

十、六经辨证为纲，其他辨证为目

《伤寒论》以伤寒命名，是指广义的伤寒，即一切外感疾病的总称。仲景的六经辨证体系，不仅可以作为所有外感病传变规律的大纲，而且很多内伤病也可以借用六经辨证，来进行归类分析解读。但是必须强调的是，过分夸大六经辨证体系的无限包容性和无限完美性，是不可取的。临床上应以六经辨证为纲，以其他辨证体系为目，灵活运用。

《难经·五十八难》说："伤寒有五，有中风，有伤寒，有湿温，有热病，有温病。"由于张仲景所处时代五运六气的缘故，他接触到的疾病种类偏重于伤寒中风，而于温热病及湿温病则相对较少。所以《伤寒论》对温病和湿温病缺少充分的论述，但其基本辨证论治精神适合于所有的疾病。

宋明之后，随着五运六气的变化，疾病流行谱发生了很大的变化，外感温热性疾病较多。以叶天士为代表的明清医家，在继承张仲景学术思想的基础上，理解到外感温病具有**入里化热快、伤营入血快、内传五脏快**的病机规律，创立了卫气营血辨证理论。因此，把**六经辨证与卫气营血辨证有机地结合，才能更好地把握温热病的传变和治疗规律**。

另外，湿温病是以湿热困郁脾胃为中心，以三焦不畅为特点的一类疾病。吴鞠通的三焦辨证最适合于湿温病的辨证治疗。临床治疗时，应抓住**以祛湿为主导，化湿开宣三焦为大法**，同时结合六经辨证，根据病证的特点，或兼顾少阳，或兼顾阳明，或兼顾太阴，或兼顾少阴阳虚，才能更好把握湿温病在不同阶段的病机侧重点。所以，把**六经辨证和三焦辨证有机结合起来，才能更好解决湿温病的各种辨证治疗规律**。

由于六经辨证体系是以脏腑经络为基础，故**内伤杂病的辨证以六经**

辨证体系与脏腑辨证、阴阳五行理论相结合就最为完善。所以临床应以六经辨证为纲，以其他各种辨证方法为目，恰当地结合起来，就比较科学准确。

十一、太阴病篇里为什么没有手太阴肺经的内容

张仲景的六经辨证体系，每一经的病证里都有手足两经的病证，唯独太阴病篇里完全未涉及手太阴肺经的病证，其原因如下。

（一）《内经》认为"五脏六腑皆令人咳，非独肺也"

因为肺为娇脏，又主皮毛，不容外邪，肺受外邪，必郁肺气，其人必咳或喘。如果五脏六腑因受邪或因病内生气火时，也会刑金犯肺，导致肺气郁逆，故五脏六腑有病，都可能致手太阴肺病，故《素问·咳论》说："五脏六腑皆令人咳，非独肺也。"因此，手太阴肺经的病证，很难专属于太阴病。

（二）《伤寒论》的六经病变皆可致手太阴肺病

1. 太阳病：如果表受寒郁而咳喘，可见麻黄汤证；表虚中风，咳嗽气逆轻者，可见桂枝汤证；咳逆上气重者，可见桂枝加厚朴杏子汤证；表寒郁闭兼阳明里热者，可见大青龙汤证或越婢加半夏汤证等。

2. 阳明病：大肠湿热壅阻，导致肺气上逆咳喘，可见葛根芩连汤证；阳明腑热上蒸致咳喘，可见承气汤证；阳明气分热烁肺金，可见白虎汤证、《千金》苇茎汤证等；阳明气分热兼太阳表郁，可见麻杏甘石汤证等。

3. 少阳病：少阳郁火犯肺引起的咳喘，可见大小柴胡汤证、柴胡桂

枝汤证等。

4. 太阴病：太阴肺脾阳虚，寒饮不化致咳喘者，有苓桂术甘汤证、理中汤证；太阴虚寒兼表寒郁闭者，可见小青龙汤证、小青龙加石膏汤证等。

5. 少阴病：少阴阳虚兼太阳表郁，可见麻黄附子细辛汤证、麻黄附子甘草汤证、桂枝加附子汤证；肾阳不足，水饮不化，上逆致咳喘者，可见真武汤证；肾阴虚兼水饮作咳者，可见猪苓汤证等。

6. 厥阴病：厥阴肝气郁逆犯肺的咳嗽，可见四逆散证；肝寒水饮上逆犯肺致咳喘者，可见吴茱萸汤证；表邪内陷兼脾胃阳虚、肝血亏虚，咳吐痰血下利不止者，可见麻黄升麻汤证等。

由此观之，外感六邪，病及六经，皆能致手太阴肺经病，故手太阴肺经的病证无法统于太阴一经。

（三）《金匮要略》里另有专篇论述手太阴肺经之病证论治

不独外感六邪，传入六经，均能致肺病，而且内伤五脏，尤其是手太阴肺虚与足太阴脾虚、足少阴肾虚，就更易致肺病咳逆气喘。其中，《金匮要略》的《肺痿肺痈咳嗽上气病脉证治》篇和《痰饮咳嗽病脉证并治》篇，就是立专篇详论肺病的辨证施治。

综上所述，《伤寒论》的太阴病篇里，不列手太阴肺经的病证论治，是科学的，而且是更有利于临床。

第二章

少阳病总论

【本章概要】

一、人身少阳系统的组成及功能（论三焦的实质）

二、少阳是唯一的半表半里之枢

三、少阳病与厥阴病的区别

少阳病与厥阴病极其相似，两者常都有口苦、咽干、胸胁胀痛、左关脉弦细等临床症状，但病机性质差异极大，而且临床辨证又极易混淆。

四、少阳病与厥阴病的治疗

少阳病，是外邪传入少阳经腑后，出现的阳热郁实为主的病证；厥阴病，则多有肝阴素虚或肝阳虚弱的体质，以厥阴肝虚为主，病情多寒热错杂，虚实夹杂，故其治则治法有本质的不同。

五、论乙型肝炎的重大治疗误区

目前某些医家对乙型肝炎的常见治疗，就是少阳病与厥阴病不分的典型例子。如果执用少阳病的治法治疗乙肝，大都会致肝脏硬化等病情恶化，若侥幸逃脱，必是体质尚好、心态良好、饮食合理之少数人。

一、人身少阳系统的组成及功能

张仲景的六经学说，脱胎于《内经》。《素问·热论》中说："三日少阳受之……其脉循胁络于耳，故胸胁痛而耳聋。三阳经络皆受其病，而未入于脏者，故可汗而已。"《金匮要略》首篇即言："千般疢难，不越三条。一者，经络受邪入脏腑……"可见，经络脏腑是六经系统的物质基础。而**人身的少阳系统，就是指手足少阳经脉与手足少阳腑的胆和三焦**。

手少阳经，从手走头，沿手臂外侧，经过肩颈与耳后，在眼外角与足少阳经相交。足少阳经，从头走足，经过头颞侧及胸胁，沿腿外侧下行，止于足第四趾。

足少阳之腑——胆，与西医的"胆"有所不同，它包括胆囊、胰腺等脏器，主要功能有二：**一是贮藏和排泄胆汁**。胆汁，又称"精汁"，由肝的阴血化生而成，进入胆腑贮藏，并通过胆疏泄于小肠，以助胃肠的消化，故曰"胆者，中精之腑"（《灵枢·本输》）。六腑以通降为顺，胆汁只有顺利下排，胃肠才能正常地消化排泄。**二是与精神活动相关**。所谓"胆者，中正之官，决断出焉"（《素问·灵兰秘典论》）。

手少阳之腑——三焦，也是少阳系统的重要组成部分。

关于三焦的实质，历代医家争论不休。笔者认为，**人体胸腹腔的包膜、全身的淋巴管路、全身的结缔组织，包括各种间质，均属三焦系统。**这些包膜、淋巴、间质都是结缔组织，广布于全身，其中通行着气血与水液。其中，胸腹腔的包膜是人身最大的器官组织。正因为三焦分布之**广，功能之强，所以被称为"孤之腑"**，所谓"三焦者，中渎之腑也，水道出焉，属膀胱，是孤之腑也"。临床上，**三焦病变多见气、血、水的运行失调。**

2018 年，有科学家在《科学报告》杂志上声称发现了"人体新器官"。该新器官，广泛分布于皮肤表层之下，并联通消化、呼吸及泌尿多个系统，结构上为一个极其微小、充满液体，并穿透结缔组织的通道网。这一通道网，被称为"间质组织"，它有如人体内的"流动液体的高速公路"。这一"新器官"，无论是结构还是功能上，均与中医的三焦腑高度吻合。这一发现被证实，就是三焦实质的重要佐证。

二、少阳经是唯一的半表半里之枢

金代的成无己在《注解伤寒论》里最早提出"半表半里"学说，后世围绕"半表半里"的定位究竟是在三阳与三阴之间，还是在太阳与阳明之间，产生了广泛的争议，让后学者莫衷一是。经过三十年的临床研究，我认为：**少阳是唯一的半表半里之枢！**

所谓"表"，是指三阳病。三阳病，为躯壳与六腑之病证，故统属于表；所谓"里"，是指三阴病。三阴病，为内脏受损，邪气内陷入脏，故统属于里。而少阳，正处于表与里之间，为邪气由阳入阴之枢。其依据有三。

从**部位**来看：少阳的组成，包括手少阳经与三焦腑、胆腑。其中，三焦腑包括了全身的膜系结构如胸膜腔、腹膜腔等，还有全身的淋巴管路系统、全身的结缔组织和间质结构。而这些膜系结构，正处于脏器和躯壳之间，也是联系内脏与躯体组织器官的介质与桥梁。

从**排列的顺序**来看：《伤寒论》里六经排列的顺序是，太阳在前，阳明在中，少阳在阳明之后，居阴阳之间，其后就直接进入三阴内脏了。六经系统中，太阳主皮表，阳明主肌肉，三阴主内脏之里，而少阳正处于由表到里过渡处。

从**病证的性质**来看：三阳病，主要是躯壳与六腑的病变，多属急性感染性疾病，器官组织只是功能性损伤，病情轻浅，易于快速治愈；而三阴病，则是五脏的病变，多属严重的内脏器质性损伤，病情重，难以快速治愈，而且易于恶化，甚至是死亡。而少阳病，由于内与脏腑毗邻，外与六腑躯体相连。所以邪客少阳，易虚易实，虚则易于内陷五脏，病情快速恶化；实则易于从阳化热，关联太阳与阳明，治疗顺利易于快速痊愈。如果邪入三焦，除引起三焦不畅的病证外，还会导致邪热内陷厥阴肝经，或者通过三焦系统，波及五脏，出现多系统的损害。

所以，我认为**少阳介于"表"（躯壳、六腑、三阳）与"里"（五脏、三阴）之间，为邪气由阳入阴之枢。人体只有一个半表半里之枢——少阳**。《内经》中有关阴枢和阳枢之说是关乎气化的学说。张仲景的六经是脱胎于《内经》，又摒弃了《内经》的不实之说，其目的是为了有效地指导临床辨证治疗。况且《内经》很多理论也是各家所说不一，有待研究与考证。

三、少阳病与厥阴病症似而质异，极易混淆

《伤寒论》的少阳病是**外感之邪**进入了少阳经后，出现了邪结胸胁（症见胸胁烦满，或胁肋叩痛、左关脉弦细）和少阳相火被外邪所郁，郁火攻于上窍的一类邪郁实热的病证（症见口苦、咽干、扁桃体肿大等）。

而厥阴病也往往有口苦、咽干、胸胁胀痛、左关脉弦细等特点，如果光从症状上看，极易与少阳病相混淆。

临床上，如果对厥阴病与少阳病两者的病机性质区别不清的话，治疗就极易犯方向性的错误。比如乙型肝炎的治疗就是一个典型的例子。据相关文献研究报告，欧美国家急性乙型肝炎的自愈率极高，有的高达94%（网上有说是90%和95%）。而在中国，乙型肝炎的患病率居世界

之最，而治愈却很低。这种情况的出现，极可能与中医西医的过度治疗或者错误治疗有关。

我曾经见过一对夫妇都患有慢性乙肝，2年后，妻子未经任何治疗却自愈了，表面抗原消失，表面抗体产生，各项肝功指标正常。而丈夫一直积极使用中药和抗病毒西药治疗，在治疗期间也曾经出现过病毒滴度下降到1:6～1:8，但一停抗病毒的中药或者西药后，其病毒滴度就又很快升到了1:800甚至更高，而且患者的面色和精神状态越来越差，肝脏B超显示肝脏的质地不均逐步加重。我看了他口服的中药处方，是大量的疏肝理气加清热解毒祛湿的中药，只有少量扶正补益的中药。如此治疗，肝脏的阳气精血不损伤才怪，怎么可能有机会康复？

临床上，类似情况比比皆是，极其普遍。我发现，**某些经过中西医"积极治疗"的乙肝患者，都有一个共同的现象，就是乙肝病毒没有清除，病情不但没治好，反而是面色由初期的红润转为黄暗，大便也越来越稀溏，患者更易疲劳怕冷了，胁肋长期隐痛不去，最后由急性乙肝转成了慢性乙肝，其病情慢性迁延，或转成为肝硬化、肝癌了。** 相反地，一些没有经中西医积极治疗的乙肝患者，只要自己保持良好的心态，心情舒畅，饮食适当注意，其病情逐步好转的不在少数，有的甚至是完全自愈了，但是积极治疗的患者鲜有治愈的。

究其根本原因，是误把厥阴病当少阳病来治了。 因为少阳与厥阴两经的经脉是互相连通的，外邪一旦陷入之后，均易化火，形成肝胆经的郁火证，**但因两者的病机性质完全不同，虚实阴阳属性，截然相反，所以绝对不能将两者混为一谈！**

少阳病，是外邪传入少阳经腑后出现的阳热郁实为主的病证，其治疗应以疏肝利胆、清透邪热为主，适当地配以扶正之药即可，如很多急性上呼吸道感染的病证。乙型肝炎是乙肝病毒经由血液传播、母婴传播及性传播等途径传入肝脏的，是会导致免疫紊乱的肝脏炎症，属于免疫功能低下为主的肝脏虚郁夹杂证，本质是**阴证**。由于肝脏阳气虚弱，肝脏的阴血不足，肝络瘀堵，导致乙肝邪毒难以清除，久留于肝脏。

所以我的治疗经验是，**根据脾肾与肝脏阴阳亏虚的不同，扶正以增强全身的免疫力，因势利导，辅以疏通祛邪之药，再结合情志、饮食调理，多数患者均能自然康复。** 像这种以内伤为主，邪毒滞留肝脏的疾病，如果误用少阳病的治法，其结果必然会导致肝阳受损，脾肾俱虚，气血两伤，全身的免疫力下降，机体难以有能力产生抗体以祛邪外出。邪毒滞留于肝，肝络瘀堵，肝脏硬化、病情恶化，则是一定之理！若能侥幸逃脱，必是体质尚好、心态良好、饮食合理之少数人。

所以，少阳病与厥阴病的鉴别，首要辨明邪毒的来路，其次要辨明病证的阴阳与虚实。 临床上，少阳病常见于外感急性感染性疾病，而厥阴病多见于肝阴素虚、脾肾阳虚或肝阳虚弱之人，出现外感厥阴病以及内伤厥阴病，以虚损不足为主要特征，其病情多寒热错杂，虚实夹杂，总属阴证之病。

《伤寒论》第 101 条："伤寒中风，有柴胡证，但见一证便是……"历代医家多从"但见一证便是"进行解读，其实**仲景开头就强调了必有"伤寒"或"中风"的病史，如果没有外感史，只有内伤史，就不能"但见一证便是"。** 所以，少阳证一定要有外感史，然后才出现了少阳经的郁火症，如口苦、咽干、往来寒热、胸胁苦满、默默不欲饮食、心烦喜呕、但头汗出、右胁叩痛、左脉弦等表现，这样的急性感染性疾病，才能定为少阳病，才能按照少阳病论治。

而肝炎病大都有特殊的传播途径，比如乙肝多从血液途径，甲肝多从消化道途径，大都不是由外感引起。而一些妇科病或肝郁生气后，引起的口苦、咽干、胸胁胀痛等肝胆经的病证，则更不能机械套用少阳病的方法来治疗。

厥阴病用少阳方治疗，常见于两种情况： ①厥阴郁实证突出，遵从

"实则少阳，虚则厥阴"的原则，暂时使用少阳方治疗。后期必须要以补肝养肝为主，适当疏通清泻，不可过于清疏。②部分厥阴病**在治疗的过程中，因为阳气振奋，阴证转阳**，出现一些少阳病的表现时，也可短暂使用少阳病的治法来解决当下问题。

四、少阳病欲解时

● **《伤寒论》第 272 条**

少阳病欲解时，从寅至辰上。

条文解读

1.《灵枢·岁露论》说："人与天地相参也，与日月相应也。"六经系统是天地阴阳信息的接收系统，人体通过六经与大自然相感应，人体阳气随太阳的起落发生升降出入，太阳昼行于地球的阳面，夜行于地球的背面，与之相应，人体阳气"昼行于阳，夜行于阴"。所以六经阳气的分布上呈现出特定的昼夜规律。

2.其中少阳的主时为"寅至辰上"，即早晨 3:00 ～ 9:00，此时太阳初升，人身阳气开始从脏腑通过半表半里的三焦布散至躯壳，此时躯壳阳气尚少，故命曰少阳。此时少阳的经气容易得到天之阳气的资助，更容易祛除少阳经中的邪气，所以在这个时间段少阳病就比较容易痊愈。当然，如果正气不足，无力祛邪外出，此时得天之阳气的资助，正邪斗争剧烈，症状就加重。

第三章

柴芩草汤证——少阳本证

引 言

　　现在为什么很多外感病治不好？因为外感病中属于少阳病及其兼夹证最多，而很多医生又没有学好《伤寒论》中的少阳病，没有掌握好少阳证和柴胡剂诸证的辨证要点，也就谈不上灵活运用了。因为张仲景所说的都是典型病证，而临床所见到的基本都是不典型的、复杂的少阳病证，所以大家不容易看出来，当然就不会用诸柴胡汤了。

【本章概要】

一、少阳证的核心病机——少阳郁火，上攻头面五官诸窍

二、小柴胡汤不是少阳本证的代表方

三、少阳本证的代表方——柴胡黄芩甘草汤

四、系统性地总结少阳本证的诸多辨证经验

五、柴胡黄芩甘草汤的临证心得

六、论少阳病的两大类三种证型

一、少阳证的核心病机——少阳郁火上攻头面五官诸窍

●《伤寒论》第263条

少阳之为病，口苦，咽干，目眩也。

条文解读

《伤寒论》的六经辨证，主要是讲不同体质的人，感受不同外邪（主要是寒邪、风邪、温邪）后，所出现的各种病证的辨证治疗规律。

由于外邪传入少阳经后，易于化火循经上攻五官诸窍，而"口苦，咽干，目眩"这些五官诸窍的症状，最能反映出邪传少阳经的核心病机，故为"少阳之为病"的代表症候。

推而广之，**外感后头面五官诸窍及头颈侧部的炎症或胀痛，都可视作少阳经郁火上攻五官的炎症表现。**

邪入少阳容易造成郁火上攻的原因：一是火性炎上；二是邪入少阳胆与三焦，三焦乃元气的通道，邪入少阳容易导致三焦气机郁阻，从而产生少阳郁火上攻的局面。如果没有脾胃虚弱的因素，少阳郁火，只会循经上攻，累及五官诸窍。

●《伤寒论》第264条

少阳中风，两耳无所闻，目赤，胸中满而烦者，不可吐下，吐下则悸而惊。

条文解读

1.不同外邪传入少阳的临床特点。

（1）因于寒邪者，常会有三五日郁而化热的过程，才会内陷少阳，常容易同时兼见阳明里热证。

（2）因于风邪者，常在一二日之间就内陷少阳，容易形成少阳郁火，兼胃虚停痰证。

（3）因于温邪者，邪热不仅容易内陷少阳气分，还容易内陷阳明气分和厥阴血分。

按语：虽然都是外邪传入少阳经，形成少阳郁火证，但受邪的性质不同，常有不同的临床特点。

2."少阳中风"，是风邪乘汗出之际乘虚而直中入少阳经的病证。由于胆为风木之腑，外风传入少阳经后，两阳相合，极易化热，形成风火内郁，循经上走，造成少阳经所过之处的炎症。如"两耳无所闻""目赤""胸中满而烦"等，这些都只是示例的代表病证而已。

由于少阳胆经和三焦经布于胸胁处，所以风火郁于少阳经时常有胸胁烦满、胁肋叩痛和心急易烦等表现。

3.少阳病"不可吐下，吐下则悸而惊"。因为吐下之，不仅少阳郁火不除，反而因为吐下伤脾胃，少阳经风火，乘虚则克伐脾胃而生痰饮，少阳风火再夹带痰饮，上凌心神，故易出现心悸、易惊等各种变症。

●《伤寒论》第265条

伤寒，脉弦细，头痛发热者，属少阳。少阳不可发汗，发汗则谵语，此属胃，胃和则愈，胃不和，烦而悸。

条文解读

1.伤寒，有发热、头痛等症，是表邪未去的表现。

2."脉弦细"，此处应是左关脉见弦细（左关候肝胆），因仲景的理论来自《内经》《难经》，详于临证略于说理，未细言故也。

如果同时兼见左关脉弦细，是寒邪郁而化热，已传入少阳经，**脉弦细是邪传少阳经的特征脉象**。此时，可能是太阳与少阳同病了。

3.再谈少阳病的特征脉象

（1）伤寒在表，其脉应该是左右手三部脉都见浮弦或浮紧，不应该只见于左关脉浮弦。

（2）外感病出现的左关脉弦细，提示邪入少阳。此种新出现的脉细，是少阳胆郁较重所致；如果不是新出现的左关脉细，则可能是素体肝阴不足。总之，少阳经的阳气郁滞越重，其脉就会越弦紧，就会越沉，就会越细。所以伤寒起病，但见左关"脉弦细"，就可以判断其邪已传入少阳经。

（3）此条和第148条，特别补充交代了少阳证的特征脉象是左关脉弦细，这也是少阳病很重要的一个辨证要点。

4.邪热郁结于少阳经，循经上攻头面五窍，这是少阳证的核心病机。由于汉代时的发汗法，多是类似麻黄汤的辛温发汗与火攻劫汗，少阳证如果误用辛温发汗法治疗，**必然会造成少阳郁热不去，而阳明邪热复炽，热烁阴伤，大便秘结，阳明腑热上攻神明**的变局，故"发汗则谵语，此属胃"。

5.胃气以下降为和，如果大便自通，则表示少阳与阳明郁热已除，故"胃和则愈"。如果"胃不和"，则表示少阳与阳明之郁热不降，必然会循经上攻，如果累及厥阴心包，扰其心神，则可见"烦而悸"。

●《伤寒论》第 271 条

伤寒三日，少阳脉小者，欲已也。

条文解读

本条可以有以下两种不同的理解，都对临床有指导意义。

伤寒三日，表邪郁闭，多易化热传入少阳经。少阳病，其脉必见弦细（左关脉弦细）。今伤寒三日，虽病入少阳，而少阳脉（左关脉）并不弦细，只见脉小，显然是少阳胆气平和无郁，提示传入少阳的邪热已除，所以左关脉（少阳脉）小为邪去欲愈。

伤寒三日，表邪郁闭，化热传入少阳经后，少阳脉（左关脉）必见弦细。如果经过柴胡剂治疗后，少阳脉由弦细转为小而不弦了，说明少阳之邪已去尽，不必再需要继续用药了。这条对于临床也很有指导意义。

●《伤寒论》第 272 条

少阳病，欲解时，从寅至辰上。

条文解读

"寅至辰上"，是早晨 3 ～ 9 点钟，也是一天之中阳气升发的时间段。由于这个时段少阳经的阳气，得到了天阳的资助，更容易祛除少阳经中的邪气，所以在这个时间段里少阳病就比较容易痊愈。

如果少阳经的阳气即时得到了天阳的资助，也仍然不足以祛邪外出时，就有可能出现正邪斗争加剧，在这个时间段症状反而会加重。

二、论少阳病的两大类三种证型

人身的少阳系统，包括足少阳胆经、胆腑和手少阳三焦经、三焦腑。由于手足少阳的病位与功能不同，故少阳病临床上也常分为以足少阳胆经病证为主与以手少阳三焦病证为主两大类三种证型。

第一种是**邪郁少阳，传入足少阳胆经，以胆经郁火为主**的一类病证。因为胆经郁火，易于犯胃乘脾，所以此类少阳病多见消化系统的病证。治疗以**柴胡剂为主**，如小柴胡汤、柴胡桂枝汤、大柴胡汤等。

第二种是**邪郁少阳，既累及少阳胆经，又累及少阳三焦经，出现三焦水道气化不利，水液代谢失常的病**证。治疗宜**柴胡桂枝干姜汤、柴胡加龙骨牡蛎汤**。

第三种是**邪郁少阳，传入手少阳三焦，出现三焦郁火证，甚至内迫厥阴血分，出现厥阴血分瘀热之证**，治疗宜**以升降散为主，或升降散合用柴胡剂加减**。因为三焦郁火易内陷厥阴，影响厥阴肝经-心包经系统，所以临床上很多严重的急性感染性疾病，都是沿**少阳气分→三焦→厥阴血分**这一路径传变的，掌握其传变规律，将极有助于我们解决这些疑难大病。

三、小柴胡汤不是少阳本证的代表方

邪入少阳经，郁而化热，如果不兼脾胃虚弱者，少阳经的郁火就会循经上攻头面五官诸窍，出现相应的头面部位的郁火证（炎症），这就是典型的少阳本证的病机特点。

所以单纯的少阳证，其治疗只须柴胡配黄芩清透少阳经的郁火，再加炙甘草顾护中气即可。加炙甘草，是为了防止少阳经的邪热，乘虚犯胃乘脾，同时防黄芩苦寒伤败脾胃之阳气，即《金匮要略》言之"见肝之病，知肝传脾，当先实脾"。

单纯的少阳证，如果误用小柴胡汤治疗，反而有害！因为小柴胡汤里有生姜、半夏等辛温化痰药，如果胃中无痰饮内停，反而会**燥伤肝胃之阴，徒增肝胃之热**。如果胃气不虚，误用了人参、大枣，反而会**壅阻中焦，徒增少阳与阳明的郁热**，完全是画蛇添足！

所以，我认为少阳本证治疗的代表方，是**柴胡黄芩甘草汤**，而非小柴胡汤！至于小柴胡汤、柴胡桂枝干姜汤、柴胡桂枝汤、柴胡加龙骨牡蛎汤和大柴胡汤等，则都是少阳本证再兼有不同病机的治疗方剂。因此，严格意义上说，**少阳证的主方就是柴胡黄芩甘草汤**。

四、系统总结少阳本证的辨证要点

1. **病史特点**：分两类，详述如下。

一类患者，经过仔细询问后，会发现有外感史或者反复发作的上呼吸道感染史。因为当时使用过一些清热消炎药后，部分症状暂时得到了控制，而邪气却仍然潜伏在少阳经。患者容易因再次因饮食、药物或者再次外感后出现少阳经的病证。

另一类患者，是先有感受外邪的病史，而后出现少阳经的病证。

总之，仔细询问，都能问出外感病史。

2. **脉象特点**：左关脉见弦细，或脉弦滑细，或沉弦，或弦紧。

3. **症状特点**：少阳郁火，循经上攻头面五官诸窍，常出现少阳经所过处的胀痛不适，或五官诸窍的炎症。

（1）口苦，咽干、咽痛，扁桃体炎。

（2）目眩，眼睛红、眼睛花、眼干涩、眼痒、眼屎多、视物模糊。

（3）太阳穴处胀痛，或太阳穴处比别处更热。

（4）咽炎或气管炎咳嗽，咳嗽引头部震痛或咳嗽引胸部痛；摇头则头部昏痛、头昏、头胀。

（5）单侧鼻孔堵塞，流鼻涕，鼻炎。

（6）耳鸣，耳聋，耳朵痛，中耳炎。

（7）腮腺炎，颈部淋巴结炎，淋巴结肿大。

（8）牙周炎，侧面牙痛。

（9）颈肩部侧面不适；胸部胁肋疼痛或不舒服。

（10）心情抑郁，闷闷不乐，心烦易怒等。

总之，临证时只要外感后出现一两个少阳胆经郁火的病证，即可确定有少阳经证，治疗就宜柴胡黄芩甘草汤加减治疗。

五、柴胡黄芩甘草汤的方药解析

柴胡辛凉，透散开泄，能外透少阳经的郁邪，柴胡用量大时，也能发汗退热。

黄芩苦寒，清热泻火，能清泻少阳经的火热。

柴胡配黄芩，一升散一苦降，火郁得以透发。

炙甘草甘平，补益中气，防止黄芩太过苦寒而伤败脾胃的中气，甘缓又能缓上冲之火势。加炙甘草，还有"见肝之病当先实脾"之意，防止少阳郁火刑克脾土。

所以，少阳证治疗的几个柴胡剂都有柴胡、黄芩、甘草。

六、少阳本证的临证加减心得

临床上见到少阳本证时，我们可以根据患者感邪的不同、出现病证的不同，以柴胡黄芩甘草汤为主，加入一两味对症药即可。

1.感受**外寒**起病，兼有恶寒、鼻塞、流清涕，或身体痛，或头痛者，可以加入**紫苏叶**或**荆芥**、**防风**等辛温发散风寒药。

2.**春季感受风热之邪**起病，兼有咽痛、扁桃体红肿甚至有化脓趋势者，酌加**金银花**、**连翘**、**桔梗**甚至**玄参**，含**银翘散**之意。

3.**结膜炎**、**红眼病**，表现为眼睛红赤疼痛、眼睛干痒、畏光流泪、眼屎多者，酌加**桑叶**、**菊花**，含桑菊饮之意。

4.表现为咽喉痛红肿者，酌加**桔梗**、**生甘草**、**连翘**等，含桔梗汤之意。

5.表现为淋巴结肿大者，酌加**夏枯草**；淋巴结肿大久不消者，加入**消瘰丸**。

6.感受**温热外邪**起病，或者已经有**阳明里热**者，出现口干口渴，右脉滑大者，应加入**生石膏**、**党参**，含**白虎加人参汤**之意，兼清阳明里热。

7.如有**支气管炎**、**肺炎**等，已见肺热壅盛，肺气郁闭，表现为咳嗽粗迫、气喘鼻煽者，应合入**麻杏石甘汤**；如痰量多色黄稠者，应合入《千金》苇茎汤。

8.感受**温热之邪较重**，**内迫血分**，表现为**猩红热**，或**流行性出血热**之类的疾病者，因为兼有血分伏热，应合入**升降散**等，外透气分与血分的热毒方妥。

七、医案举隅

医案一：头痛

余某，男，18岁。电话问诊，诉受凉后出现太阳穴处昏痛，发热38.6℃，微恶寒，单侧鼻孔堵塞，流清涕3天，咽痛，口略干，不苦，纳食稍差，二便可，余无不适，服感冒清热冲剂未愈。

辨证分析：太阳穴处昏痛，单侧鼻孔堵塞，口干，咽痛等为少阳郁火循经上攻；恶风寒，流清鼻涕，为太阳表未解。

拟方：柴胡黄芩甘草汤加减。

柴胡 15g　　　黄芩 10g　　　生甘草 6g　　　桔梗 10g

连翘 10g　　　荆芥 10g　　　紫苏叶 6g

2剂，水煎服，日1剂，分2次服。

结果：1剂药后，诸症已除。嘱续服完1剂后停药，注意清淡饮食，避风寒，随访愈。

医案二：春季感冒

本科室童主任之堂妹，60岁余，春季感冒多日，服速效感冒胶囊加板蓝根冲剂无效，仍发热38℃多，头昏疼，鼻塞，眼微红，眼屎多，不恶寒，余无不适，查见咽部红肿，舌尖红，苔薄稍黄，口微干渴，左关脉弦细数突出。

辨证分析：左脉关弦细数，头昏痛，鼻塞，眼红，眼屎多，咽部红肿，舌尖红，口稍渴，为外感风热时邪传入少阳经，少阳郁火循经上攻。

拟方：柴胡黄芩甘草汤加减。

柴胡 25g　　　黄芩 10g　　　炙甘草 10g　　　桑叶 10g

菊花 10g　　　　桔梗 10g

3 剂，水煎服，日 1 剂，分 3 次服。

结果： 1 剂热退，诸症减轻，3 剂痊愈。

医案三：感冒

一糖尿病、高血压患者，在二诊时，因受凉感冒，出现了咽痛、咽干、左眼干疼，头痛，咳嗽痰多色黄稠，但无恶心呕吐纳差；触摸左颌下有淋巴结肿大，查看扁桃体也红肿变大，右胁叩痛。

辨证分析： 咽痛咽干、扁桃体红肿、左下颌淋巴结肿大、眼疼、头疼、叩诊右胁疼痛（少阳经行人体的两侧，右边主气分病变），为少阳郁火循经上攻；咳嗽痰多色黄稠，为痰热壅肺。

拟方： 柴胡黄芩甘草汤合《千金》苇茎汤。

柴胡 12g　　　　黄芩 10g　　　　桔梗 10g　　　　生甘草 10g

桃仁 15g　　　　生薏芯仁 30g　　冬瓜子 30g　　　芦根 15g

7 剂，颗粒剂，日 1 剂。

结果： 吃完此药 1 周后，感冒和支气管炎全都好了。

医案四：感冒

蔡某，女，42 岁，北京人，2013 年 6 月初诊，诉感冒 1 周，已服多种感冒药、抗生素，仍有鼻塞，头昏痛，咽痒眼睛痒，时咳嗽，喷嚏，查舌质偏红，苔偏薄黄，脉左浮细弦。余无不适。

辨证分析： 左脉浮细弦，头昏痛，咽痒眼睛痒，咳嗽，舌偏红，苔薄黄，为少阳郁火在经；鼻塞，喷嚏，为太阳表证未解。

拟方： 柴胡黄芩甘草汤加减。

柴胡 10g　　　　黄芩 10g　　　　生甘草 6g　　　　桔梗 10g

荆芥 6g　　　　　防风 6g　　　　　杏仁 6g

5 剂，水煎服，日 1 剂。

结果： 复诊时诉此药 1 剂即有显效，服 5 剂后诸症已除。

医案五：厥阴阳复

60 岁女性患者，常年有腰痛，右髋关节至腿、踝均痛，右肩也痛。其疼痛在遇冷、阴雨天、春季、劳累后加重。曾经小针刀治疗，现仍遗留有针眼处的疼痛，遇下雨天加重。每天起床只能趴着下床，下蹲再站起来时腰疼痛明显。

初诊时，考虑其多关节疼痛明显，遇阴雨天加重，从历节病论治，拟用桂枝芍药知母汤加减 1 周，疗效不显。

二诊时，考虑女性多血虚，有产后受寒史，改从厥阴论治，方用当归四逆加吴茱萸生姜汤，服用后效果显著，疼痛基本消失。

但是服药至 1 周时，又出现了"感冒"和"上火"的症状：牙痛，左耳长火疖，仔细询问，患者并没有明显受凉外感史。

辨证分析： 用当归四逆加吴茱萸生姜汤后，厥阴经的寒邪逐步减退，阳复过度，由厥阴转出少阳之兆，为向愈的机转，当即改方柴胡黄芩甘草汤治疗，因为兼有左耳火疖，**火壅成毒**，故加金银花清热解毒；因为患者素体气血均不足，故加入党参、当归扶正。

拟方： 柴胡黄芩甘草汤加减。

柴胡 12g	黄芩 10g	炙甘草 6g	金银花 30g
党参 10g	当归 30g		

3 剂，水煎服，日 1 剂，分 3 次服。

结果： 服上方后牙痛、耳后火疖等很快好转，随访一年，腰腿痛诸症均未复发。

（学生张玲医案）

第四章

小柴胡汤证——少阳郁火兼胃虚停饮

【本章概要】

一、小柴胡汤的核心病机——少阳郁火兼胃虚停饮

●《伤寒论》第96条

伤寒五六日中风，往来寒热，胸胁苦满，嘿嘿不欲饮食，心烦喜呕，或胸中烦而不呕，或渴，或腹中痛，或胁下痞硬，或心下悸，小便不利，或不渴，身有微热，或欬者，小柴胡汤主之。

小柴胡汤方

柴胡半斤　黄芩三两　人参三两　半夏半升（洗）　甘草（炙）　生姜（切）各三两　大枣（擘）十二枚

上七味，以水一斗二升，煮取六升，去滓，再煎取三升，温服一升，日三服。若胸中烦而不呕者，去半夏、人参，加栝楼实一枚；若渴，去半夏，加人参，合前成四两半，栝楼根四两；若腹中痛者，去黄芩，加芍药三两；若胁下痞鞕，去大枣，加牡蛎四两；若心下悸、小便不利者，去黄芩，加茯苓四两；若不渴，外有微热者，去人参，加桂枝三两，温覆微汗愈；若欬者，去人参、大枣、生姜，加五味子半升，干姜二两。

条文解读

1.“伤寒”与“中风”

《伤寒论》里的“伤寒”或“中风”，在绝大多数情况下，都是指**起病的病因（寒邪或风邪）**，并不是指太阳伤寒证或太阳中风证。

伤寒而起病者，经过五六日的表闭，就容易阳郁化热，传入少阳或阳明经。

中风而起病者，因胆为风木之腑，外风伤人后，同气相求，风邪易很快传入少阳经，不必经过三五日的表闭阳郁过程。

所以伤寒五六日，或中风当日，外邪均可传入少阳经。总要看是否有少阳证的脉证出现，才可以判断是否已邪传少阳经。

2. "往来寒热"的真正含义

对于"往来寒热"，教科书的解释是"恶寒与发热交替出现"，可能讲得还不够到位。细而言之，它是指患者先有恶寒的感觉，轻则冷飕飕欲多加衣物，重则打寒战，此时**体温可能升高，但患者并不觉得发热，也不怕热**（元气尚弱，尚在蓄积能量，邪气为胜）；随后**只觉发热，怕热，却不再恶寒，反欲去衣被**（正气已足，正与邪争，欲祛邪外出）。

"寒热往来"是少阳病特有的热型，也反映出小柴胡汤证的患者，多有**中气素虚**的体质特点。

如果是太阳病的发热，他一方面觉得怕冷欲加衣被，一方面自己还觉得发热，恶寒发热**一直并见**。临床注意鉴别这两种热型。

3. "胸胁苦满"

是自觉胸部或者胁肋处有胀满不适的感觉，叩诊也常有右胁或后背肩胛处的叩痛，这是邪结少阳经的特征之一。

4. "嘿嘿"和"心烦"

是邪热郁结于少阳经，胆郁不舒，影响情志不畅的反应。轻者情志不舒，见表情"默默"，重者"心烦"易怒。临床发现，少阳证的患者往往都有心情不舒或易怒的倾向。

5. 少阳胆郁犯胃的病机及见症

一般来讲，邪结少阳，胆郁气逆，如果脾胃不虚者，则少阳胆经的郁火（风火），就易循经上冲于头目五官诸窍，而见头、目、耳、鼻、口、咽喉等诸窍的郁火证；如果有脾胃虚弱者，则胆经风火，易犯脾胃。简言之，有胃气虚者，则胆火犯胃；有脾虚者，胆火乘脾。

如有胃虚者，则少阳胆经的郁火，就容易犯胃。轻者，不欲饮食，食难下行；重者，恶心喜呕。胆郁犯胃，胃虚不化，食积生痰，胃气上逆，易呕吐食物或痰涎。

胆郁气逆，胃肠失于和降，大便排出困难或便秘，或便出粗大臭秽，这在儿科中尤为常见！很多便秘的小儿，多有新感少阳病或既往上呼吸道感染史，滥用清火药后致余邪伏于少阳。这类患者多可从少阳论治。

医案一：过敏性鼻炎、颈椎病、便秘

杨某，37岁，几周前感冒后未痊愈，变成了过敏性鼻炎。主症：鼻塞，鼻痒，喷嚏频多，头昏胀，颈肩部不适，时有口干苦，二便不畅。其问有好办法没有？我建议他吃中药。

辨证分析：

（1）感冒迁延不愈，头昏胀，颈肩不适，时有口干苦，习惯性便秘，为少阳郁火兼正气不足。（小柴胡汤证）

（2）鼻塞，鼻痒，喷嚏频多，为太阳表未解。

拟方：小柴胡汤加减。

柴胡 15g	黄芩 10g	姜半夏 15g	生姜 10g
人参 10g	炙甘草 10g	大枣 15g	葛根 30g
辛夷花 10g	防风 6g		

5剂，颗粒剂，日1剂。

结果：1剂显效，3剂诸症除，共服药5剂，愈。随访4年未再发。并告知多年的习惯性便秘也从此好了。

医案二：厌食、便秘

王某，男，9岁，因纳少、挑食就诊。饭后有饱胀感，便秘，小便黄。不容易入睡，梦多。

脉诊：两脉均滑软而弦。

望诊：唇红，舌红，扁桃体略大，不红。苔白黄腻。

触诊：右胁叩痛，心下压痛。

辨证分析：

（1）刻下虽无外感症状，但有右胁叩痛，扁桃体大，左脉滑弦，小便黄，为邪郁少阳；纳少、挑食，饭后饱胀感，为胃虚停痰，胆热犯胃。（小柴胡汤证）

（2）心下压痛，右脉滑，舌苔黄腻，便秘，为痰热结胸。（小陷胸汤证）

拟方：小柴胡汤合小陷胸汤。

柴胡 12g	黄芩 5g	姜半夏 8g	党参 5g
生姜 5g	大枣 15g	炙甘草 5g	黄连 2g
瓜蒌 15g			

7剂，颗粒剂，温水冲服，日1剂，分2次服。

结果：服完7剂，诸症大减，续以归芍六君子丸调理而收功。

6. 小柴胡汤证的病机特点

（1）邪热郁结于少阳经：常有"往来寒热""胸胁苦满""嘿嘿""心烦"等表现。

（2）胆郁犯胃，胃虚停饮：常有"不欲饮食"和"喜呕"等表现。

总之，外邪郁结于少阳经，胆火犯胃，兼胃虚停饮，是小柴胡汤证的主要病机特点。

7. 胃虚停饮的机制

一般来说，只是胃气虚，不会产生停饮。若兼少阳胆有郁火，胆郁犯胃，胃的消化吸收就要大打折扣。细而言之，肝胆有郁，就不能很好地分泌胆汁去帮助胃消化，胃的消化酶不够，胆汁分泌不够，排泄也不畅通，胃就消化不良。消化酶、胆汁加食糜在胃里面停留的时间一长，混合物就会发酵、变臭，就形成了中医所讲的痰饮。

这个痰饮是因为胆抑制了胃的消化吸收，食糜、消化酶、胆汁下不去才产生的。其核心是少阳胆经郁火犯胃，所以小柴胡汤中主以柴芩解决少阳胆经郁火上攻的问题，郁火不上攻，胆汁自己就往下面走，半夏、生姜化已生之痰饮，同时降逆止呕，使气机往下面走。胃气和降后，这些食物就能变成人体可以吸收的东西，自然也就不会停饮生痰。

8. 方药解析

柴胡辛平，透散透达郁结于少阳经的外邪。

黄芩苦寒，清泻少阳经的火热。

柴胡配黄芩，清透少阳郁结之邪热。

半夏配生姜，化胃中之痰饮，降气止呕。

人参、大枣、炙甘草共用，补胃气之虚，杜绝生痰之源。

如此，胆经郁火去，胆气下降，则胃气随之而降，诸症自除。

二、小柴胡汤七大或然症解析

1. 七大或然症，提示外感之邪郁结于少阳经后，还可以累及肺系、胸心系、胃肠系或泌尿生殖系等多个系统。仲景列举了这么多的或然证，就是要告诉你，少阳病影响的范围极广，在辨明患者有少阳郁火兼胃虚停饮后，还要根据兼夹的脉证，考虑影响到哪个系统，立足病机加减。

2. "胸中烦而不呕"，无胃气内虚者，少阳郁火可内郁津气，导致痰气郁结于胸，故须加全瓜蒌涤痰宽胸、清热散结。半夏辛温而燥，不利于痰火，故去半夏。人参温补之性，也不利于痰火郁结，故去人参。

3. 兼口渴的病机及临床经验的总结

"渴"：单纯的少阳郁火，灼伤津液致口渴者，宜加天花粉清热以生津。因半夏辛温性燥易助热燥液，故去之。临床上，一般属于热伤津液致渴者，常有**元气虚损，气不升津**的因素，故加人参益气生津以止渴。

至于症兼面赤、唇红干、舌苔黄干、高热、口渴、前额热甚、右脉滑大等阳明里热证者，则属于少阳兼阳明里热之口渴症，自当以小柴胡汤合白虎加人参汤治之。因为白虎加人参汤证，书中已经单独阐述，故仲景此不再赘述。

小柴胡汤证兼口渴，临床常见两种情况：

（1）**少阳郁火，灼伤津气**：脉证上仅见少阳郁火证，如左关脉弦滑数有力、口干苦等，并无明显的阳明里热脉证。故仅加天花粉配人参以生津止渴。

（2）**兼有阳明里热，热盛津伤**：患者常有阳明里热之脉证，如右脉滑大、面红、唇红、前额烫、全身烫、高热等，只要见到其中一二个依据即可提示阳明里热已起。应以小柴胡汤加石膏或合白虎加人参汤治之。

医案三：发热

王某，男，4岁，2018年4月17日初诊。

问诊：此前旅途劳倦，3天前回来后即发热，纳差伴呕吐，打喷嚏，目眵多，口渴欲凉饮，大便粗大。

脉诊：左脉浮弦滑数，右脉浮弦滑数。

望诊：舌淡红，苔薄黄腻。唇红。扁桃体红肿明显。

触诊：右胁叩痛。太阳穴烫，前额烫。

辨证分析：

（1）左关弦滑数，右胁叩痛，扁桃体红肿，太阳穴烫，发热，眵多，大便粗大，纳差呕吐，劳倦因素，为少阳郁火兼胃虚停饮，为小柴胡汤证。

（2）右脉滑数，唇红，前额烫，口干欲凉饮，乃兼有阳明气分热，加石膏。

（3）两脉浮弦，打喷嚏，乃兼表气郁闭，加紫苏叶。

（4）扁桃体红肿明显，加桔梗利咽解毒。

拟方：小柴胡汤加石膏、紫苏叶、桔梗。

柴胡 12g	黄芩 5g	党参 5g	姜半夏 8g
炙甘草 5g	生姜 5g	大枣 15g	桔梗 5g
紫苏叶 5g	生石膏 15g		

7 剂，颗粒剂，日 1 剂，分 2 次服。

结果：服后诸症悉平，随访未复发。

医案四：感冒发热

陈某，男，13 岁，2017 年 4 月 17 日初诊。

问诊：1 周前感冒，发热，出汗，咽喉痛，流脓鼻涕，食欲下降，头昏痛，服过感冒清热颗粒、清开灵颗粒、通宣理肺丸，感冒期间未忌肉食。刻下：发热 38℃以上，咳嗽，晚上 7 点加重，每晚醒来咳嗽一阵，有黄白痰。右侧头昏痛，耳蒙，时鼻塞，口渴欲饮明显，唇干。纳一般，大便偏软，1 周 1 次。

脉诊：右脉关弦滑数，左脉弦滑数较有力。

望诊：舌红，苔黄厚腻，舌尖红且起刺，咽后壁红，扁桃体不大，右侧淋巴结肿大。

触诊：心下无压痛，两胁叩痛。

辨证分析：

（1）左关弦滑数，两胁叩痛，舌尖红，淋巴结肿大，咽痛，头昏痛，耳蒙，咳嗽，纳差，有白痰，属少阳郁火上攻，兼胃虚停饮，为小柴胡汤证。

（2）右关脉滑数，舌尖起刺，咽后壁红，口渴明显，唇干，流脓涕，黄痰，病兼阳明里热，宜加石膏。

（3）感冒期间食肉多，苔厚腻，兼有食积化热，故宜加山楂、莱菔子（含保和丸之意）。

（4）时鼻塞，微兼表郁轻症，宜加紫苏叶宣肺开表。

拟方：小柴胡加石膏汤加减。

柴胡 24g	黄芩 10g	党参 10g	姜半夏 15g
生姜 10g	大枣 30g	炙甘草 10g	生石膏 45g
炒山楂 10g	紫苏叶 10g	炒莱菔子 15g	

7 剂，颗粒剂，日 1 剂，分 2 次服。

结果：服后，诸症愈。随访未复发。

4. 兼腹中痛的病机及临床经验的总结

"腹中痛"，脾阳虚寒者，则胆邪易乘脾土。因黄芩太过苦寒，易伤脾阳，故脾阳虚见有腹痛者，宜去黄芩。而且脾阳内虚者，少阳郁热多不会太重，故以辛散之柴胡配酸寒之芍药，足以外透少阳之郁火。**这条经验非常重要，我们也有很多这方面的经验和教训。**

临床上，应注意**腹痛与胃痛的差异**。如果少阳证兼有胃痛者，用小柴胡汤治疗，不必去黄芩，因为此胃痛只是胃虚寒。如果兼有腹痛者，则必须去黄芩，加白芍，因为腹痛是有脾阳虚寒，而误用黄芩，则极易伤败脾阳，进而损及肾阳，就容易出现少阴病的亡阳证。

所以少阳证兼见腹痛者，一般应去黄芩。如果只是脾阳受损，并无腹痛者，应改用柴胡桂枝干姜汤治疗。

（详细阐述请参见：第十章少阳兼太阴病证治条辨）

医案五：胃炎、高血压

霞浦市某领导，经朋友介绍来厦门就诊，诉有高血压、胃炎病史多年。胃脘胀痛时作，纳呆，饮酒或食油腻后胃胀痛加重，时伴头昏胀痛，颈部僵硬，口干苦，大便溏黏不爽，小便可，睡眠可。

脉诊： 左脉弦小滑，右脉缓滑。

望诊： 舌质淡红，苔白腻厚。

触诊： 右胁叩痛，心下按之软，叩诊胀满不适，有鼓音。

辨证分析：

（1）左脉弦滑，右胁叩痛，口干苦，头昏胀，高血压，是胆郁化火，上逆头目；胃胀时痛，是胆热犯胃。（小柴胡汤证）

（2）右脉缓滑，胃胀，纳呆，舌苔白腻厚，饮酒或食油腻则加重，胃部叩诊鼓音，提示湿浊不化，中阻气滞。（平胃散证）

拟方： 小柴胡汤合平胃散加减。

柴胡 10g	黄芩 10g	姜半夏 15g	生姜 10g
炙甘草 6g	大枣 15g	党参 10g	苍术 10g
厚朴 10g	陈皮 10g	葛根 30g	莪术 10g

14剂，颗粒剂，温水冲服，日1剂，分2次服。

二诊： 1周后胃胀即明显减轻，胃口好转，舌苔变为薄白腻，左脉弦小，滑不显。右脉缓软，显示胆经郁热好转，但肝血亏虚夹郁仍有，脾胃虚弱，痰湿未尽。

改拟： 四逆散合归芍六君子汤加减。

醋柴胡 5g	白芍 20g	姜半夏 10g	陈皮 5g
炙甘草 6g	枳实 5g	党参 10g	苍术 10g
当归 10g	茯苓 10g	葛根 15g	莪术 10g
山楂 10g	蒲公英 10g		

7剂，颗粒剂，温水冲服，日1剂，分2次服。

结果： 随访数月，未见复发。

5. "胁下痞硬"，乃邪郁少阳，气结津停，易生痰结。如果痰气郁结于胁下，可见胁下痞硬，或胆囊炎症肿大，或肝脾肿大。宜加牡蛎，软坚化痰结。大枣甘壅，不利于消痰结，故去之。因外感新病见肝脾肿大或胆囊肿大，多只是气分病，不是血分的瘀结，故不加化瘀散结药。

6. 少阳郁火，兼脾阳内虚者，容易内生痰饮，痰饮凌心者，则"心下悸，小便不利"，故去黄芩之苦寒，加茯苓利水去饮，宁心定悸。

7. 兼不渴、外有微热的病机以及临床经验总结

少阳病，不见少阳证的往来寒热，也不见阳明证的高热，只见"低热"与"不渴"，说明此热为表热，故加桂枝解太阳之表邪。如见**高热、口渴者，则必兼阳明之里热，切不可妄加桂枝。否则必会加重里热，请务必注意！**

关于这一条，临床非常多见，不一定非要用小柴胡汤加桂枝去人参。97 条言"血弱气尽腠理开"，只有正气不足者，邪才容易陷入少阳，所以这种情况下我用小柴胡汤时不去人参。若兼有鼻塞、流涕、身痒、身痛等表邪未解的见症，轻者加紫苏叶，重者加麻黄、葛根，兼散太阳表邪即可。

医案六：发热、耳鸣

叶某，女，35 岁，其此前在我处治疗脑鸣、耳鸣、胸闷等证。此次就诊乃因洗澡后穿衣少而受寒，次日出现发热，体温 38℃，同时全身发软无力，恶寒无汗，两侧头痛，双侧鼻塞，而且原有的脑鸣耳鸣加重，纳减，唇干，晨起咳嗽，咯黄白痰。

辨证分析：

（1）受寒起病，无汗恶寒，双侧鼻塞，发热 38℃，为寒邪袭表，表闭不开。

（2）两侧头痛、耳鸣脑鸣加重、唇干、纳减、晨起咳嗽伴有黄白痰等为邪郁少阳，胃虚停饮，患者全身乏力为阳气郁于少阳而不能达于周身所致。（小柴胡汤证）

总结： 外受风寒后，太阳少阳两经为风寒所郁，以少阳郁火为主。

拟方： 小柴胡颗粒，每次 2 袋。

结果： 服药后，次日，症状几乎全部消失，唯有喉咙痛，而且月经来潮。考虑少阳邪热未尽，嘱继续服用小柴胡，但改为每次一袋，告愈。

学生自按： 患者虽太阳少阳同时受邪，但以少阳受邪为主，服小柴胡颗粒之后，"上焦得通，津液得下，胃气因和，身濈然汗出而解"，不仅少阳诸症痊愈，太阳表闭也得开，而且月经亦至。

（学生张鹏医案）

8.肺金本能克木，当少阳郁火太甚，或者肺金素虚者，少阳胆火，才会上逆犯肺，而见"咳"。所以少阳郁火证易于咳嗽者，多有肺阳内虚，寒饮不化的体质。

故小柴胡汤证见咳嗽者，常宜加干姜配半夏，温肺化痰，加五味子补益肺肾。少阳郁火，夹痰饮上逆致咳嗽者，宜去人参、大枣，防止其壅补助痰。肺气素虚之人，生姜辛散易耗肺气，故去之。

但少阳病小柴胡汤证见咳嗽者，临床远不止于此，具体如下。

三、少阳证咳嗽的特点及临证经验

第96条中有"若咳者，去人参、大枣、生姜，加五味子半升、干姜二两"之论述，但这是针对素有肺阳虚、水饮内生的咳嗽，多为慢性或平时经常咳嗽的情况，对于急性起病的少阳咳嗽并没有论述。故结合本人临床经验，补充如下：

（1）少阳郁火犯肺的咳嗽，由于火性急迫，又是郁火，所以**其咳声多"空空空"，声音粗迫，闷声作咳，呈阵发性，咳声连续、急促，咳嗽时往往舌头外伸**。据我的经验，**这种阵发性发作的疾病，外感多与少阳有关，内伤多与厥阴有关**。有的晨起咳一阵，还有咽痛，有的晚上 11 点钟到次日 3 点钟阵发性咳嗽，这种阵发性咳嗽多是肝胆郁火犯肺的表现。

（2）因为小柴胡汤证的病机，是少阳郁火，兼胃虚有停饮。所以小柴胡汤证的患者，其胃脘部多虚软、喜按，咳嗽多有痰，但痰一般不是太多，舌苔稍腻，这样的咳嗽用**小柴胡汤原方**即可。

（3）如果咳嗽急促时，甚至呕吐出痰涎黏液，早上喉咙痰多，舌苔厚腻，或有嗳气、胃胀等痰气上逆症，是兼有半夏厚朴汤证，应以**小柴胡汤合半夏厚朴汤**，以加强化痰降逆止咳之功。

（4）如果兼见痰色黄稠、口渴、唇红干，右脉滑数者，应该再**加生石膏 30～60g（白虎加人参汤**意），以清阳明里热，有助于止咳。

（5）如果痰稠厚如粥，量多易咯出，色黄绿或白者，应**合用《千金》苇茎汤**。

（6）如果少阳郁火咳嗽，伴有鼻流清涕，汗出恶风，应用**小柴胡汤合桂枝加厚朴杏子汤**。

（7）如果兼有发热，或者咳喘，口渴，舌红苔黄，唇红干，呼吸急促，右脉浮弦滑者，应**合用麻杏甘石汤**。

（8）如果兼有心下压痛，舌苔黄腻，右关脉浮滑者，应**合用小陷胸汤**。

医案七：高热

孙某，男，4 岁。

问诊：两周前，海边回来后出现高热 39.7℃，咳时呕吐，纳差，便秘，现咳嗽，口渴，手脚心热，睡觉磨牙。

脉诊：左脉浮弦滑，右脉滑数。

望诊：舌尖红，苔白腻，舌面红点多有芒刺，扁桃体肿大、红。

辨证分析：

（1）左脉浮弦滑，扁桃体肿大红，舌尖红苔白腻，咳时呕吐，纳差，便秘。（小柴胡汤证）

（2）右脉滑数，舌有芒刺，高热，口渴，手足心热，兼阳明气分热。（加石膏）

（3）鉴别：虽有手足心热、睡觉磨牙，但是无饮食不节病史，无舌苔厚腻、嗳腐吞酸、口臭、大便腐臭等，排除食积病机。

拟方：小柴胡加石膏汤。

柴胡 12g	黄芩 5g	姜半夏 8g	党参 5g
生姜 5g	大枣 15g	炙甘草 5g	生石膏 30g

7 剂，颗粒剂，日 1 剂，分 2 次服。

结果：服后诸症愈。

医案八：咳嗽

王某，男，4 岁，2018 年 1 月 16 日。

问诊：平素易感冒。3 天前发热，体温 37.5 ～ 38.5℃。咳嗽，喷嚏，鼻流涕，口臭，纳差，伴呕吐，小便黄甚。

脉诊：左脉浮弦滑数，右脉弦滑数。

望诊：舌红，舌尖尤甚，苔黄腻。扁桃体肿大，咽红。

触诊：两胁叩痛。太阳穴热。

辨证分析：

（1）左关弦滑数，扁桃体肿大，太阳穴热，两胁叩痛，发热，咳嗽，纳差，呕吐，为少阳郁火兼胃虚停饮。（小柴胡汤证）

（2）右关滑数，咽红，口臭，小便黄甚，阳明气分热已起。（加

石膏）

（3）两脉浮弦，打喷嚏，流鼻涕，兼表气郁闭。（加紫苏叶）

（4）综上，三阳合病以少阳病为主，治以小柴胡汤加石膏、紫苏叶。因知晓平日易感冒，体质较弱，嘱服小柴胡加石膏汤退烧，若咳嗽不愈者，则予以拙拟感冒小方，药性平和，扶正祛邪以善后。

拟方：

方一： 小柴胡汤加石膏、紫苏叶。

柴胡 12g	黄芩 5g	党参 5g	姜半夏 8g
炙甘草 5g	生姜 5g	大枣 15g	生石膏 15g

紫苏叶 6g

7 剂，颗粒剂，日 1 剂，分 2 次服。

方二（备用）： 感冒小方加生姜、大枣。

党参 10g	紫苏叶 6g	黄芩 6g	陈皮 6g
生姜 10g	大枣 15g		

结果： 服方一后烧退人安，余咳嗽少许，遂自服方二 2 剂以善后，随访未复发。

医案九：感冒发热

张某，男，4 岁零 9 个月。

问诊： 感冒发热 3 天，服头孢效果不显。刻下发热，咽痛，两侧头部时昏痛，口干，但头汗出如洗，纳差，便干，夜眠多梦，不恶寒，无鼻塞流涕，无咳嗽。既往有反复咳嗽病史。

脉诊： 左关细弦偏数，按之软，右关稍带滑。

望诊： 面色红润，舌红，苔薄白。扁桃体稍红肿。

触诊： 右胁触痛。

辨证分析：

（1）左关脉细弦数，右胁触痛，扁桃体红肿，咽痛，两侧头昏痛，但头汗出，纳差、便干，辨为少阳郁火上攻，兼胃虚停饮，为小柴胡汤证。

（2）右关脉稍滑，发热不恶寒，口干，阳明气分热渐起，加生石膏，兼清阳明里热。

（3）咽痛、扁桃体红肿突出，加桔梗、连翘，清咽解毒。

（4）鉴别：无鼻塞流涕、恶寒等，排除太阳表郁证。无易汗出、易感冒、乏力、面色黄暗、右脉关弱等，排除桂枝汤证。

拟方：小柴胡汤加桔梗、连翘、生石膏。

柴胡 25g	黄芩 10g	清半夏 15g	党参 10g
生甘草 10g	生姜 10g	大枣 30g	桔梗 10g
连翘 10g	生石膏 30g		

7剂，颗粒剂，日1剂，分2次服。

结果：服药后诸症愈。

医案十：鼻衄

于某，女，3岁零9个月。

问诊：平时易感冒，常咽部红肿伴发热。昨日出现鼻衄，睡前常易但头汗出，夜卧不安，胃纳佳，大便粗硬。

脉诊：右脉浮滑，左脉浮弦滑数偏大。

望诊：唇红、偏干燥。舌偏红，苔薄腻，双侧扁桃体偏红，略肿大。

触诊：右胁压痛、触痛、叩痛。颈后淋巴结肿大明显。

辨证分析：

（1）平日常咽痛伴发热，左脉浮弦滑数，右胁触叩痛，扁桃体、淋巴结肿大，但头汗出，便干，夜卧不安，为少阳郁火上攻；反复感冒，舌苔薄腻，为胃气虚停痰。（小柴胡汤）

（2）右脉浮滑，唇红干，纳旺，为阳明气分热。（加石膏）

（3）综上可知，此鼻衄之证，乃少阳阳明郁热，内逼血分所致。遵张锡纯经验，加白茅根凉血止衄，兼清透郁热。

（4）鉴别：颈后淋巴结肿大明显，左脉偏大，平日咽红常作，素有肝肾阴虚内热体质，故易得少阳病，两火相合，致痰火结聚，故合消瘰丸清火散结兼养阴。如无阴虚，仅有少阳郁火，则予夏枯草泻火散结即可。

拟方： 小柴胡汤加白茅根、生石膏合消瘰丸。

柴胡 24g	黄芩 10g	法半夏 15g	党参 10g
白茅根 15g	生石膏 30g	炙甘草 10g	生姜 10g
大枣 30g	玄参 10g	浙贝母 10g	生牡蛎 10g

7剂，颗粒剂，日1剂，分2次服。

结果： 服后，诸症悉平。随访未复发。

医案十一：支气管炎咳嗽

郝某，女，3岁，因咳嗽3天前来就诊。前2天口服肺力咳无效，今日发热38.5～40℃，干咳，咳声粗，气喘，纳差，吃东西想吐，怕热，喜饮。

脉诊： 左关脉弦滑数，右关小滑数。

望诊： 唇红，舌红苔中部黄厚，咽后壁红。

触诊： 太阳穴热，淋巴结肿大。右胁叩之不适。

听诊： 双肺呼吸音粗糙，未闻及湿性啰音。

辨证分析：

（1）左关脉弦滑数，右胁叩诊不适，咽后壁红，淋巴结肿大，太阳穴热，为邪郁少阳，少阳郁火循经上攻；纳差，食谷欲吐，苔厚，为胃虚停痰。（小柴胡汤证）

（2）高热，咳声粗，略喘，怕热，喜饮，两脉滑数，苔中黄厚，为表气郁闭，肺热壅盛。（麻杏甘石汤证）

拟方： 小柴胡汤合麻杏石甘汤。

柴胡 12g	黄芩 5g	姜半夏 8g	党参 5g
生姜 5g	炙甘草 3g	大枣 10g	麻黄 6g
杏仁 6g	生石膏 50g		

7剂，颗粒剂，温水冲服，日1剂，分2次服。

结果： 服后速愈，且随访无不适。

医案十二：发热

张某，男，6岁，2019年5月8日。

问诊： 4天前开始持续发热38℃，怕热不怕冷，口渴多饮，咳嗽声粗，白黏痰，鼻塞，头晕，身痛，无汗，干呕，大便稀。

脉诊： 左脉浮弦滑偏数，右脉浮弦滑数。

望诊： 舌红起刺，苔薄黄，上颚充血明显，扁桃体红肿，唇红。

触诊： 两胁叩痛，后背潮。

辨证分析：

（1）左脉弦滑数，扁桃体红肿，右胁叩痛，干呕，咳白黏痰，为少阳郁火兼胃虚停饮。（小柴胡汤证）

（2）右脉滑数，但热不寒，咳嗽声粗，口渴，唇红，舌红起刺，为阳明气分热。

（3）两脉浮，不汗出，鼻塞，身痛，为太阳表闭。（2+3：麻杏石甘汤证）

当日门诊人多，患儿是最后一个患者，当时笔者已精力不济，虽见其上颚充血，虑有热迫营分之势，但见其热势较高，兼有阳明气分热证，故重用生石膏。

拟方： 小柴胡合麻杏石甘汤加桔梗、杏仁。

柴胡 12g	黄芩 6g	党参 10g	生姜 6g
大枣 10g	生甘草 6g	姜半夏 6g	麻黄 6g
生石膏 50g	桔梗 10g	杏仁 6g	

3 剂，颗粒剂，日 1 剂，分 2 次服。

嘱： 忌肉食。

2019 年 5 月 11 日复诊：服 3 剂，热势降至 37.5℃，咳嗽减。家长觉得效果不错，但我认为疗效不满意。复诊患儿上颚充血明显。

重新辨证分析：

（1）上颚充血明显，提示有热邪内迫营分之势，发热咳嗽诸症缓解不显著，说明肺热郁闭较重，热邪外透不利，有内迫营分之势，故加蝉蜕 6g、僵蚕 6g，含升降散之意，兼透营分热邪。

（2）前方石膏用量过大，麻黄与石膏之比不当，不利于宣透肺经邪热，故将前方生石膏减量至 30g。

拟方：

柴胡 12g	黄芩 6g	党参 10g	生姜 6g
大枣 10g	生甘草 6g	姜半夏 6g	生麻黄 6g
生石膏 30g	桔梗 10g	杏仁 6g	蝉蜕 6g
僵蚕 6g			

3 剂，颗粒剂，日 1 剂，分 2 次服。

结果： 服后诸症迅速痊愈。

医案十三：肺炎咳嗽

郑某，女，4 岁半，2018 年 11 月 7 日初诊。

病史： 早产儿，从出生 2 个月得肺炎后，每年秋季必犯肺炎，曾用小儿肺热咳喘口服液、头孢乏效，并出现呕吐胃疼。腺样体肥大。

刻下：阵发性咳嗽，欲呕，但头汗出，鼻塞大半年，流脓鼻涕，偶有鼻衄。喜食冷物。大便臭。

脉诊：左脉关浮弦滑，右脉滑。

望诊：舌尖偏红，唇干，咽后壁有滤泡。

触诊：右胁叩痛，腹部叩诊鼓音。

辨证分析：

（1）左脉关弦滑，舌尖偏红，右胁叩痛，腹部叩诊鼓音，阵发性咳嗽，但头汗出，欲呕，服头孢等胃疼，为少阳郁火兼胃虚停饮。

（2）右脉滑，唇干，流脓鼻涕，偶鼻衄，喜食冷物，大便臭，兼阳明里热。

（3）咽后壁滤泡，长期鼻塞，兼风寒郁闭。

总结：少阳郁火兼胃虚停饮为主，兼有阳明里热，表闭不开。

拟方：小柴胡汤合麻杏石甘汤加白茅根、辛夷花。

柴胡 12g	黄芩 5g	党参 5g	姜半夏 10g
生姜 5g	大枣 10g	炙甘草 5g	麻黄 5g
生石膏 15g	杏仁 5g	白茅根 15g	辛夷花 3g

7 剂，颗粒剂，日 1 剂。

方药解析：方用小柴胡汤清透少阳郁热兼胃虚停饮，以麻杏石甘汤清解里热，宣肺开表。因偶鼻衄，加入白茅根以凉血清透郁热；长期鼻塞，佐以辛夷花宣通鼻窍。

结果：服完 4 剂，咳嗽即愈。后因不慎风寒而咳嗽再作，续以此方加减得安。

医案十四：咳嗽扁桃体炎

李某，男，6 岁。感冒 3 天，晨起咳嗽频繁，恶心，咽痒，咽中有痰难出，多白黏鼻涕，鼻塞，平时不易汗出，大便偏干，小便黄，眠可。

双脉浮弦小，舌边尖偏红，中间黄腻苔偏厚，咽喉壁红滤泡，扁桃体大，颌下淋巴结大，两胁叩之不适。

辨证分析：

（1）外感起病，双脉浮弦小，晨起咳嗽明显，恶心，大便偏干，小便黄，舌边尖红，舌中间苔黄腻，咽喉壁红滤泡，扁桃体肿大，颌下淋巴结肿大，两胁叩痛，均为少阳郁火兼胃虚停饮。（小柴胡汤证）

（2）双脉浮，汗出少，咽痒，鼻塞，是表闭邪郁。

（3）咽中有痰难出，白黏鼻涕多，舌苔黄腻，是痰气郁结之表现。（半夏厚朴汤证）

总结：外感后，邪入少阳，胃虚生痰，痰随郁气上逆鼻咽。

拟方：小柴胡汤合半夏厚朴汤。

柴胡 12g	姜半夏 8g	炙甘草 5g	党参 5g
生姜 6g	大枣 15g	黄芩 5g	茯苓 6g
紫苏叶 5g	厚朴 5g		

7剂，颗粒剂，温水冲服，日1剂，分2次服。

结果：服药2剂后诸症大减，5剂痊愈。

医案十五：上呼吸道感染

王某某，男，40岁。2017年8月16日初诊。患者长期咽喉不适，食辛辣油腻之物则易腹泻。近日受凉，头昏痛，咽喉疼痛红肿，咽中有痰，但不易咳出，口干欲饮，口苦，目外眦干涩发痒，鼻窍不通，仰卧则甚，耳朵昏蒙，耳鸣时轻时重。性情急躁。小便偏黄，大便黏。

脉诊：左关脉弦小滑，尺沉弦；右关浮弦小带滑，尺沉偏弱。

望诊：舌淡红，苔薄白，有剥脱，舌下稍瘀。面颊稍红，唇口偏干。咽后壁红肿有滤泡。

触诊：心下压痛，两胁叩痛（右重于左），腹部拘急。肺部听诊（一）。

辨证分析：

（1）左关脉弦小，口干口苦，鼻塞，目外眦干涩，耳鸣，耳昏蒙，咳嗽痰滞，此少阳胆热犯胃，胃虚停饮所致。（小柴胡汤证）

（2）右关脉弦滑，心下压痛，大便黏，食辛辣油腻之物易腹泻，是痰热结于心下。（小陷胸汤证）

（3）右脉浮弦，鼻窍不通，咳嗽痰滞，是表邪未解，肺气失宣。

总结：邪郁少阳，兼痰热结胸，肺气失宣。

拟方：小柴胡汤合小陷胸汤加紫苏叶。

柴胡24g	黄芩9g	党参9g	姜半夏15g
黄连3g	全瓜蒌30g	紫苏叶6g	大枣15g
生姜9g	炙甘草9g		

5剂，颗粒剂，温水冲服，日1剂，分2次服。

结果：患者服药1周，咽喉不痛，咳嗽、头昏痛、耳朵昏蒙等症均明显缓解，大便成形，稍有油腻也不易腹泻。后以逍遥散加味调理收功。

按：小柴胡汤，扶正祛邪，外透少阳郁热，小陷胸内清胸中痰热，加紫苏叶可散太阳未解之邪。

（学生顾然医案）

医案十六：发热、咳嗽

李某某，男，54岁，该患者在我处看失眠症。近期感冒近1周，高热恶寒，咳嗽，服退烧药后，大汗伴恶风。

刻下：发热恶寒、恶风，午后热甚，汗出多，头身疼痛，恶心乏力，口干苦，大便稀，咳嗽，咳时咽痒有白黏痰，鼻流清涕，口渴。

脉诊：左脉浮弦芤带滑，右脉浮弦滑芤，尺沉弱。

望诊：舌红苔黄腻。

触诊：右胁触痛。

辨证分析：

（1）左脉浮弦带滑，口干苦，恶心，舌红，右胁触痛，是少阳郁火，兼胃虚停饮。（小柴胡汤证）

（2）恶寒，清涕，咽痒而咳，头身疼痛，汗出、恶风，大便偏稀，是表有风寒，营卫不和；右脉尺尪弱，神疲乏力，是少阴阳气不振。（桂枝加附子汤证）

（3）右脉滑，午后热甚，口渴欲饮，是阳明气分有热。（石膏证）

（4）咳嗽有白黏痰，是有痰气胶结。（半夏厚朴汤证）

总结：三阳合病兼少阴阳气不振，并痰气郁结。

拟方：小柴胡加石膏，桂枝加葛根汤加附子，半夏厚朴汤三方相合。

柴胡 12g	黄芩 5g	桂枝 5g	白芍 5g
炙甘草 3g	姜半夏 15g	生姜 5g	大枣 15g
紫苏叶 6g	党参 5g	厚朴 5g	茯苓 6g
生石膏 15g	炮附片 10g	葛根 10g	

5剂，颗粒剂，温水冲服，日1剂，分2次服。

结果：服药2剂后烧退，诸症向好，5剂后诸症好转如初。

医案十七：发热、咳嗽

郭某某，女，3岁。就诊前3日发热（口服美林退热），刻下：晨起咳嗽明显，咳声粗迫，痰少，流清涕，纳差，脾气大，眼红，手脚心热，口臭，每天夜里12点～2点哭闹，大便先干后软。

脉诊：左脉小弦滑，右脉小滑。

望诊：唇红，舌红苔黄厚腻，扁桃体肿大色红。

触诊：颌下淋巴结肿大，右胁叩痛。肺部听诊（—）。

辨证分析：

（1）左脉弦滑，右胁叩痛，晨起咳嗽明显，声音粗迫，眼红，脾气大，舌红唇红，扁桃体肿大而红，颔下淋巴结肿大，夜间12～2点哭闹，纳差，苔腻，为少阳郁火，兼胃虚停饮。（小柴胡汤证）

（2）右脉小滑，苔厚，手脚心热，口臭，是食积化热。（保和丸证）

拟方：小柴胡汤合保和丸加减。

柴胡 12g	黄芩 5g	姜半夏 8g	党参 5g
生姜 5g	大枣 15g	炙甘草 5g	紫苏叶 3g
山楂 5g	神曲 5g	莱菔子 5g	连翘 5g
桔梗 5g			

7剂，颗粒剂，温水冲服，日1剂，分2次服。

结果：服药1剂后诸症减轻，7剂痊愈。

医案十八：急性胃肠炎吐泻

马某，女，45岁，黄州人，2011年春电话问诊。发热伴呕吐腹泻1周余，先服中药藿香正气散无效，继以静脉点滴抗生素加口服药1周也无效。自诉目前发热37.8℃左右，伴两侧太阳穴痛，恶心纳差，心下胀满，口渴多饮水，饮水后胃部更胀满，腹泻一日5～8次，稀水便，检查大便无炎症，小便量特少，色黄。

舌诊：手机视频见舌偏红，苔黄腻，不干。

嘱其叩按腹部：按压心下软，无压痛，右胁有叩痛，小腹部发胀不痛。

辨证分析：

（1）外感后有发热而呕吐，伴纳差，太阳穴头痛，右胁叩痛，为少阳郁火兼胃虚停饮。（小柴胡汤证）

（2）口渴多饮水，饮水后胃部胀满，小便不利，腹泻稀水便，小腹部压胀，为三焦气化失常，水饮内停。（五苓散证）

拟方： 小柴胡汤合五苓散。

柴胡 15g	黄芩 10g	姜半夏 15g	党参 10g
生姜 15g	大枣 10g	炙甘草 6g	茯苓 10g
猪苓 10g	泽泻 15g	桂枝 6g	白术 10g

7 剂，颗粒剂，温水冲服，日 1 剂，分 2 次服。

结果： 服药 1 剂后，短信回复："神医神效，一剂即灵！" 3 剂后我电话询问，3 剂药就完全好了。余下药没有再服，尽是感谢之语。

医案十九：过敏性鼻炎

孙某，男，52 岁，2018 年 1 月 30 日初诊。

病史： 过敏性鼻炎；高血压。

问诊： 因长期后背倚于阴冷的墙上，随后出现过敏性鼻炎。鼻塞冬季或受寒时明显加重。左半身阵发性汗出，耳鸣，咽干，脾气急。冬天口臭，纳旺，大便不成形，腰酸痛。前诊根据受凉起病，鼻炎冬季或受寒加重，久病不愈，草草地抓主症断为太少合病，与麻黄细辛附子汤加味，服后加重。

脉诊： 左脉浮弦滑有力带芤，右脉浮弦滑有力。

望诊： 两颧发红，双目内眦红，胬肉攀睛。舌尖红，苔黄厚腻润，舌下瘀。

触诊： 右胁叩痛，心口叩痛，体胖，腹大。

辨证分析：

（1）左脉浮弦滑有力，右胁叩痛，两颧、双目内眦发红，胬肉攀睛，舌尖红，高血压，本身出汗，阵发性出汗，脾气急，为肝胆郁火。

（2）左脉带芤，腰酸疼，体胖，腹大，为肝血亏虚，兼有水饮。

（3）右脉浮弦滑有力，心口叩痛，苔黄厚腻润，纳旺，大便不成形，为阳明痰热结胸。

（4）根据以上分析，鼻炎在冬季、受寒加重，此非阳虚，而是当初外感失治误治，致邪伏少阳。少阳郁火在内，受凉遏则郁滞更甚，故诸症加重，是以服麻附辛汤病情加重。

拟方： 小柴胡汤合当归芍药散合小陷胸汤加辛夷花。

柴胡 24g	黄芩 10g	姜半夏 15g	生姜 10g
炙甘草 3g	大枣 15g	党参 10g	当归 10g
川芎 6g	白芍 10g	茯苓 10g	泽泻 10g
全瓜蒌 30g	黄连 3g	辛夷花 6g	

7剂，颗粒剂，温水冲服，每日1剂，分2次服。

结果： 服上方后鼻炎迅速好转，续服1周巩固。随访半年未复发。

医案二十：发热、咳嗽

某女，3岁，2018年3月28日网诊。感冒发热两天，其母亲学过中医，予小柴胡颗粒退烧。刻下：眼眵甚多，鼻流少量清涕，咳嗽有痰，咽痛、咽哑，有食积史，大便粗大，手足心热。

辨证分析： 少阳郁火未尽，兼食积化热。

拟方： 咳嗽小方合保和丸加减。

紫苏叶 6g	黄芩 5g	陈皮 5g	党参 10g
炒山楂 6g	莱菔子 6g	炒神曲 5g	桔梗 5g
生甘草 2g	桑叶 5g	菊花 3g	

3剂，日1剂。

3月30日二诊：服后眼眵大减，咽不痛。今早复发热，体温40℃，咳嗽阵作，粗大，急迫，咳嗽时恶心呕吐，咳黄痰，口干欲饮，前额较太阳穴为烫。详细问之，初诊时眼眵多至难以睁眼。呼吸时鼻腔发热。

大便臭秽甚，小便黄甚。

重新辨证分析：

（1）之前考虑了食积化热，却忽略了患者还有眼眵极多，鼻腔热，大便臭秽甚，小便黄甚等，已有阳明气分热的病机，未加石膏以清透里热。故服完前方后虽有小缓解，但是出现高热，咳黄痰，前额烫，口干欲饮，为阳明气分热甚。（石膏证）

（2）咳嗽阵作，声粗气急，伴恶心呕吐，少阳郁火仍在，胆火犯胃。（小柴胡汤证）

拟方：小柴胡加石膏汤。

柴胡 12g	黄芩 6g	党参 5g	生姜 5g
大枣 10g	姜半夏 8g	炙甘草 3g	生石膏 30g

6 剂，水煎温服。

结果：服 1 剂后烧退，6 剂痊愈。

（学生张玲医案）

附：余师感冒咳嗽小验方

一般的受凉感冒，出现**咳嗽咽痒、有痰、鼻塞流清涕者**，可用：**紫苏叶 6 克、党参 5 克、陈皮 5 克**，同煎煮后服用，一般当天即可好转；**如见咳嗽急迫、声粗、有黄痰者**，不管是否发热，可在前验方基础上再**加黄芩 6 克**加强清热之功。经多年验证，疗效肯定。

四、少阳病的体质解析

● 《伤寒论》第 97 条

血弱气尽，腠理开，邪气因入，与正气相抟，结于胁下，正邪分争，往来寒热，休作有时，嘿嘿不欲饮食，藏府相连，其痛必下，邪高痛下，故使呕也，小柴胡汤主之。服柴胡汤已，渴者，属阳明，以法治之。

条文解读

1. "血弱气尽，腠理开"的体质因素是发为少阳病的重要前提

什么样体质的人，容易出现小柴胡汤证？仲景的回答是"血弱、气尽，腠理开"者。传统多笼统地解释为"正气虚弱"，但是深入理解原文后，并结合临床实践，实多有未言尽者，也愈发体会到仲圣的良苦用心。

"血弱""气尽""腠理开"，代表的是三种体质因素，都容易导致机体罹患少阳病。其中，"血弱"是排在第一位的。为什么呢？

因为厥阴肝与少阳胆相表里。肝藏血，内寄相火，体阴而用阳。如果肝阴血亏虚，则肝阳易亢，相火易升，虚风易动，内风引动外风，邪气最易陷入少阳、厥阴。体质好者邪入少阳，体质差者邪传厥阴（实则少阳，虚则厥阴）。这是导致少阳病的最重要的体质因素，所以列于文首。如果加上脾胃"气弱"，卫外不固，则腠理易开，外邪就更容易内传少阳。

"腠理开"除了本身气弱不固者，还可见于许多好动的小儿。虽然

正气不弱，但是好动贪玩，汗出较多，腠理开泄，邪气乘虚而入，直中少阳。

临床上看，老人、小儿、体质较虚者，多符合"血弱气尽腠理开"的体质特点，故多易感少阳病。

2. 少阳病的善后之法

很多人得了少阳病后，用少阳方能快速解决问题，但是一段时间后容易复感少阳病，有些还会遗留如腺样体肥大、扁桃体肿大等余邪未去的病证，归根到底还是少阳病的体质没有纠正过来。即《素问·评热病论》言"邪之所凑，其气必虚"。

仲景虽未予善后之方，但从 97 条"血弱、气尽，腠理开"推测病机，并结合临床实践，在易得少阳病的人里面，**阴分亏虚的体质是占第一位的**。故善后多以滋养肝肾为主，如**四物汤、六味地黄丸**等。若兼有气弱者，可予**归芍六君子汤**等善后。

临证过程中，若患者以少阳实证为主，先主以祛邪，后扶正；若阴分内亏明显者，可于少阳方中酌入滋养阴血之品，祛邪扶正并用。

医案二十一：母猪产后厌食

老家母猪，1 岁半，家中母猪产仔后，不能食已近半月，每日只饮凉水，稍热不近，并呕吐青黄水，大便难少，消瘦数十斤，乳汁分泌不足。

辨证分析：

（1）呕吐青黄水，饮食不进，为邪郁少阳，少阳郁火犯胃所致；大便难少，是少阳郁火犯胃，阳明气机不降所致。（小柴胡汤证）

（2）每日只饮凉水而恶温水，为阳明气分有热。（石膏证）

（3）不饮食半月余，加之哺乳消耗，故消瘦而乳汁分泌不足。

总结： 产后阴血受损，郁冒而邪郁少阳，郁热不解而入阳明。

拟方：小柴胡加石膏汤。

柴胡24g	黄芩9g	生姜9g	大枣30g
姜半夏15g	党参9g	炙甘草9g	生石膏30g

2剂，水煎服，1次服尽。

母猪服完小柴胡加石膏汤1小时后便胃口大开，吃了一大盆面条。

学生自按：母猪产后阴血不足，正是"血弱气尽，腠理开"之状态，感受外邪后，邪郁少阳，日久而入阳明化热，故而用小柴胡清透少阳郁火，同时扶正祛邪，化痰和胃，加生石膏清阳明里热，诸症得瘥。

（学生张鹏医案）

医案二十二：头痛

陈某，女，47岁。网诊：月经将完时感冒，未行药物治疗。经后第4天晨起头痛剧烈，后脑痛甚，按揉项部可缓解。浑身乏力。全身似欲汗出而不得，寒热往来。恶心欲呕，纳差。略咳嗽，早上略有白痰不多，痰滞咽喉难咳。胸闷心慌。鼻翼旁红肿。二便可。眠差多梦易醒。舌偏红苔两侧薄少，中后偏腻。脉缺如。

辨证分析：

（1）中年妇女，阴血多虚；月经将完时，血室空虚，符合"血弱气尽"的体质特点。

（2）头痛剧烈，寒热往来，胸闷心慌，鼻翼旁红肿，痰滞咽喉难咯，舌偏红，为少阳郁火循经上攻。

（3）恶心欲呕，纳差乏力，咳嗽有痰不多，舌苔中后偏腻，为胃虚停痰。（小柴胡汤证）

（4）后脑勺痛甚，按揉项部可缓解，为太阳经气不舒。（加葛根）

（5）中年妇女，月经刚刚结束，舌苔两侧薄少，眠差，为肝血亏虚。（加归芎芍）

总结： 经期血室亏虚，恰逢外感，邪入少阳。虽有阴血亏虚，亦知"柴胡劫肝阴"之弊，但少阳邪实突出，恐柴胡量小，透邪不尽，留滞为患。斟酌再三，予小柴胡汤祛邪为主，兼入养血之品以扶正。

拟方： 小柴胡汤加减。

柴胡 18g	黄芩 9g	姜半夏 15g	生姜 9g
炙甘草 9g	大枣 15g	党参 9g	葛根 20g
当归 10g	白芍 10g	川芎 10g	

1 剂，水煎服，分 2 次服。

结果： 服完 1 剂，头痛消失，痰滞咽喉几无，鼻翼旁红肿减轻，眠可，纳渐复。唯出现了下肢后侧肌肉酸。细问平日常有胃胀、矢气、嗳气，无反酸烧心。舌淡红苔两侧薄少。故拟方四逆散合逍遥散加减 3 剂，养血疏肝。服完 3 剂，下肢肌肉酸消失，患者不愿再服药，随访 1 月未有复发。

学生自按： 前方主以宣透少阳邪热，故取效甚捷，无余邪留滞之患。后出现的下肢肌肉酸为血虚所致，平时常有胃胀、矢气、嗳气等肝胃不和见症，故二诊易方四逆散合逍遥散加减，养血疏肝、行气和胃以善后。思考下次若有类似情况，可再斟酌小柴胡和养血药剂量比例，以争取最快最好地祛邪而不伤正气。

（学生姚睿祺医案）

3. 血虚气弱之人，外邪陷入少阳经，常须蓄足元气后，才有能力祛邪外出，正邪分争，故常有"往来寒热，休作有时"的过程。邪郁少阳，胆郁化火，常易致情志不畅，故常默默不快，心烦易怒。

4. 正常情况下，肝胆气畅，则胆汁等消化液能及时分泌、排泄，故帮助脾胃运化饮食，即"木能疏土"。病理时，肝胆气郁，则胆汁的分泌不足，排泄不畅，必然会影响脾胃的运化，即"木郁克土"。肝胆与脾胃之间，就是木与土的关系，易互相影响。

少阳经脉的循行，布于胸胁与两肋，所以邪结少阳者，常有胸满心烦或胁下满痛（或者右胁叩痛）。少阳经所处的部位在胸胁，其位置高于脾胃所处的腹部，如果胆郁气逆，脾胃虚弱时，就易居高凌下，恃强而凌弱，故曰"邪高痛下"。有胃虚者，胆郁就易犯胃，而见恶心呕吐；有脾虚者，胆郁就易乘脾，而见腹痛腹胀。

5. 邪郁少阳，胆火犯胃，胃虚停饮者，治必以小柴胡汤为主。如果胃气不虚，或胃肠有热者，误用小柴胡汤，则反易助长阳明之里热（因半夏、生姜、党参、大枣等温补，不利于胃热者），故曰"服柴胡汤已，渴者，属阳明"。

如果服小柴胡汤后，少阳证不除，反见口渴、右脉滑大、舌苔干燥等阳明里热证者，治宜小柴胡汤加生石膏，或小柴胡加芒硝汤，少阳阳明同治为妥。

医案二十三：发热、颌下腺肿大（三阳合病）

肖某，男，14岁。2018年7月中旬受凉，突发右侧颌下腺肿大、按痛，发热。西医检查排除颌下腺结石，某中医诊为湿热内阻，与清热利湿中药1周。因外出在即，服用中药及抗生素1周，肿痛略减，未再发热。后携带板蓝根中药颗粒及抗生素外出旅游。服药后，出现腹泻水样便，每日2～3次，同时高热（39.5℃）、鼻衄。

3日后，停服所有中西药，即不再腹泻、鼻衄，高热时能自己发汗退烧，但低热持续。西医检查示：白细胞及血小板减少。持续4日发热后，提前返程，请我诊治。

8月3日初诊：患者发热，既怕冷又怕热，体温38.3℃，太阳穴较烫，发热时有微汗，有时汗出热退。其人起病即纳差，同时精神不佳。颈部右侧淋巴肿大。干咳，遇冷加重，喉中痰黏滞，甚则带喘。口唇干，喜饮热水。大便时干时稀，小便短黄。

脉诊：左关沉弦偏数，右关沉弦数、偏小、带滑。

望诊：舌苔白腻，舌尖红刺。嘴唇干裂。

触诊：两胁叩痛，心下压之不适。

辨证分析：

（1）左关沉弦，既怕冷又怕热，太阳穴烫，纳差，此小柴胡汤证无疑。要鉴别的是，患者精神不佳，脉沉小，似乎有阴证表现，但发热时能出汗，口渴欲饮，可证绝非阴证（148条："脉虽沉紧，不得为少阴病。所以然者，阴不得有汗，今头汗出，故知非少阴也"）。盖因起病即在少阳，然前医不识，予清热利湿之品，加之自服中西消炎药，发热虽暂退，但脾胃受损，正气不足，同时邪郁少阳所致，绝不可从阴证论治。

（2）右脉带滑，咳嗽，咽喉不利，痰黏难出，有痰气交阻之半夏厚朴汤证。

（3）右关脉带滑，口干欲饮，口唇干燥，阳明气分有热。但考虑时有腹泻，精神较差，犹豫之下，石膏另包，若烧不退，则第二剂用。

拟方：小柴胡合半夏厚朴汤（加石膏）。

柴胡 24g	黄芩 10g	姜半夏 15g	党参 10g
紫苏叶 6g	厚朴 10g	茯苓 12g	生姜 15g
大枣 15g	炙甘草 10g	生石膏 30g（另包）	

2剂，颗粒剂。

8月5日复诊：患者服上方（未加石膏）后，证情略有好转，咳嗽减轻，胃口稍恢复，但体温白天仍在37℃至38℃之间，夜间体温上升，高至39.5℃。大便正常，小便次数少。

脉诊：右关沉带滑，左关沉弦。

望诊：舌尖红，舌苔黄厚。

辨证分析：

患者证情有所缓解，但发热不退，右关滑象明显，这是阳明热加重的表现。患者仍咳，且痰仍难出，甚则带喘，此肺气郁闭所致。上方调整，去半夏厚朴汤之温燥，以防助阳明热，加麻杏石甘汤，以宣透阳明郁热。

拟方： 小柴胡汤合麻杏石甘汤。

柴胡 24g	黄芩 10g	姜半夏 15g	党参 10g
生麻黄 6g	生石膏 30g	杏仁 10g	生姜 10g
大枣 15g	炙甘草 10g		

2 剂，颗粒剂。

结果： 服上方后，脉静身凉，咳嗽好大半，西医检查示：白细胞上升至正常范围。

学生自按： 初诊因虑其脾胃受损，虽有阳明热，石膏并未笃定加入，故服药后出现阳明热加重之情。后调整思路，加入麻杏石甘汤，清热加宣透，方得良效。少阳之证，若单用小柴胡汤则易致郁热内迫阳明，故仲景有云："渴者，属阳明，以法治之。"故临证不可拘泥，不可等阳明证情明晰才用清透之法，而应从脉证之中抓住细小表现，及早用药。

（学生顾然医案）

五、三阳合病单用小柴胡汤易生变数

●《伤寒论》第99条

伤寒四五日，身热恶风，颈项强，胁下满，手足温而渴者，小柴胡汤主之。

条文解读

1. 伤寒四五日，郁而化热，可能邪传少阳或阳明。"恶风、颈项强"是太阳表邪不解；"身热、手足温而渴"是阳明气分热证；"胁下满"是邪郁少阳。这是一个典型的三阳合病证。张仲景治以小柴胡汤，宣透少阳气机，达到表里三焦开通，三阳经的郁邪尽去的目的。

2. 以我的经验，这样治疗不太妥当。因为此证，已有"身热、手足温、口渴"等明显的阳明里热证，**单用小柴胡汤，比较容易导致少阳郁热不退，而阳明里热复炽**。所以此种三阳合病证，我常用**小柴胡汤加生石膏、葛根**加减治疗，后世的**柴葛解肌汤**也比较合适。

如果有右关脉浮滑，心下有压痛者，是兼有小陷胸汤证，就必须用小柴胡汤合小陷胸汤治疗；如果没有小陷胸汤证，则必须用小柴胡汤加生石膏，兼清阳明气分之热。

如果兼有表闭不汗出，右脉浮弦滑，咳喘者，则应以小柴胡汤合麻杏甘石汤治疗，兼清宣肺胃之郁热。

附：右脉主阳，右关脉主脾胃病变。外感见右脉浮弦，主风寒在表；外感见右脉滑大，主阳明气分有热；单右关脉浮滑，主阳明胃热。

按语：三阳合病，若太阳、阳明见症不明显，可直接从少阳来治，但阳明症状明显者，还应小柴胡汤合白虎汤再加解表药或合麻杏甘石汤，三阳合治为妥。

医案二十四：反复咳嗽、发热

王某，男，5岁，因反复咳嗽1个月就诊。感冒起病，经治1个月未愈，现早晚咳嗽阵作，晨起痰多难咯出，双侧鼻孔均堵塞，流黄鼻涕。平时大便粗大，尿偏黄，近来纳差。

脉诊：左关脉浮弦滑数，右脉关弦滑按之软。

望诊：唇红，面颊红，舌尖红，苔薄黄，扁桃体红肿，咽后壁红。

触诊：太阳穴热，腹部软，右胁叩痛。

辨证分析：

（1）左关脉浮弦，面颊红，咽后壁红肿，扁桃体红肿大，太阳穴热，大便粗大，尿黄，右胁叩痛，为邪郁少阳，少阳郁火循经上攻；右脉关弦按之软（右关脉主脾胃，右关脉稍弦软，主胃虚偏寒），纳差，咳嗽有痰，反复难愈，为胃虚有痰，少阳胆郁克犯胃土。（小柴胡汤证）

（2）右脉兼滑（主阳明胃热），唇干红，涕黄，扁桃体红肿，大便粗大，腹部无压痛，阳明气分有热。（石膏证）

（3）鼻塞，两脉均浮，为太阳表邪未尽，肺气郁闭。

总结：外感后，三阳合病，以邪郁少阳为主，痰火上逆犯肺。

拟方：小柴胡汤加石膏、紫苏叶、连翘、僵蚕。

柴胡 12g	黄芩 5g	姜半夏 8g	党参 5g
生姜 5g	大枣 10g	炙甘草 3g	生石膏 15g
紫苏叶 3g	连翘 10g	僵蚕 6g	

7剂，颗粒剂，温水冲服，日1剂，分2次服。

服完7剂即告痊愈，随访3月，诸症未见复发。

按语：该案主以小柴胡汤，清透少阳郁热，兼扶正祛邪，化痰和胃；加生石膏兼清阳明里热，加连翘、僵蚕加强清咽解毒透邪，加紫苏叶兼散太阳表邪，开表宣肺。

医案二十五：感冒

田某，女，37岁。

问诊：感冒初起时，有发热伴纳差，后见口腔溃疡，迁延不愈至今。

刻下：左头痛，左侧鼻塞，前额胀，耳鸣，唇周疱疹，口腔溃疡，唇干，鼻干，口干苦，口渴明显，大便黏臭，小便黄，无恶寒发热，纳可。

脉诊： 右浮滑带弦，左关弦小滑。

望诊： 舌淡红，扁桃体肿大。

触诊： 心下压痛，右胁触痛，右胁叩痛，淋巴结肿大。

辨证分析：

（1）感冒起病，初见发热伴纳差，现仍左关弦小滑，右胁触叩痛，淋巴结、扁桃体肿大，口苦，偏头痛，一侧鼻塞，耳鸣，为邪郁少阳，风火上攻，宜小柴胡汤治之。

（2）右脉浮滑，前额胀，口干渴明显，唇干，鼻干，为阳明气分热，宜加石膏兼清阳明热。

（3）右脉滑，心下压痛，口疮，唇周疱疹，大便黏臭，属痰热结胸，为小陷胸汤证。

拟方： 小柴胡汤合小陷胸汤加石膏。

柴胡 24g	黄芩 10g	姜半夏 15g	党参 10g
生姜 10g	大枣 30g	生甘草 10g	黄连 3g
瓜蒌 30g	生石膏 60g		

7剂，颗粒剂，日1剂，分2次服。

结果： 服完7剂，诸症悉平。

医案二十六：长期支气管炎发热、咳嗽

孙某之子，男，6岁。长期支气管炎、扁桃体发炎，反复发热、咳嗽，每月必发作1～3次，每次必静脉点滴抗生素，并加服止咳化痰药和退热药1周以上，方能病情缓解。此次又发热数日，正逢我回老家省亲，特来家里请诊。见患儿高热39.6℃，面色红赤，咳嗽喉痒阵作，咳

声频急而粗，咳剧当即呕吐大量白色痰涎黏液夹清水，发热，不恶寒，不汗出，鼻塞流黄涕，咽痛，近期纳差，进食时有恶心，唇红偏干，口渴欲饮水，加上家长催促孩子多饮水，每日饮水较多，大便偏干，小便黄，饮水多时尿不黄。

脉诊： 脉左关浮弦滑数，右脉浮弦滑数。

望诊： 扁桃体红肿大，舌红苔黄厚腻。

触诊： 太阳穴和前额热甚，颈部淋巴结大。腹部软，右胁触叩痛，心下软无压痛。

辨证分析：

（1）左脉关浮弦滑数，扁桃体红肿大，咽痛，太阳穴热，尿黄，右胁叩痛，为邪郁少阳，少阳郁火循经上攻；食欲差，恶心，呕吐而发热，少阳胆热犯胃。（小柴胡汤证）

（2）右脉关浮滑，前额热，高热，口渴多饮水，大便干，阳明胃热已显。咳嗽频急，咳吐黄痰稠，肺热已重。（石膏证）

（3）两脉浮滑，咳嗽喉痒，咳呕大量白色稠黏夹清水痰涎，恶心欲吐，心下虚软，是表邪未尽，痰气上逆。（半夏厚朴汤证）

（4）鼻塞，两脉均浮，喉痒，无汗，为太阳表邪不解，肺气失宣，有紫苏叶、生姜足矣。咽痛红肿，加桔梗。

总结： 外感后，三阳合病，以邪郁少阳为主，兼阳明热炽，风火痰气上逆犯肺。

拟方： 小柴胡汤合半夏厚朴汤加生石膏、桔梗。

柴胡 25g	黄芩 10g	姜半夏 15g	党参 10g
生姜 15g	大枣 30g	炙甘草 10g	生石膏 45g
紫苏叶 10g	桔梗 10g	茯苓 12g	厚朴 10g

7剂，颗粒剂，温水冲服，日1剂，分2次服。

结果： 当日上午看完病，急煎药服下，当日下午热退至37.6℃，咳嗽咽痛诸症大减，患儿母亲说，此前服药从未有如此神效！服完2剂，各症均退。嘱守上方，用量减半再服2剂，即告痊愈。善后以归芍六君子汤加减，以增强体质。随访多年，很少再出现扁桃体发炎发热咳嗽等症。

按语： 小柴胡汤证，伴有咳嗽阵作，喉咙中黏痰多难出，或更伴嗳气、胃胀苔腻等痰气上逆症者，均用小柴胡汤合半夏厚朴汤治疗之，甚有神效。最为典型者，2015年春节期间，湖北和北京流行性感冒甚多，发热不退，咳嗽难愈，我接诊者众多，均以小柴胡汤加半夏厚朴汤为主，或加生石膏，或更加桂枝汤，均有速效。甚至一方治疗一家多人，均有神效。当时曾经在微信"余秋平学术经验群"里做了介绍推广，很多人用过也反映确有显效。

医案二十七：足麻手抖

江某，男，42岁，2016年8月25日复诊。

问诊： 患者以"足麻手抖多年"前来就诊。之前因面色黄暗、脉弦、肢厥等，曾从阳虚水饮论治，服真武汤等方，面色有所改善，但手抖足麻未改善，反增体内烘热，唇干口渴。上半身出汗，纳差，心下胀，晨起恶心。

脉诊： 左脉浮弦滑有力带芤，右脉滑有力。

望诊： 面色偏暗。舌红，苔中后部黄厚腻。

辨证分析：

（1）左脉浮弦有力，心下胀满、晨起恶心，手抖，为少阳郁火上攻，兼肝阴虚风动。

（2）因阳气被郁，易见面色暗、肢厥等假阳虚之症，故前诊误与真武汤后，而见烘热汗出、唇干口渴、右脉滑有力等，为阳明里热之证。

（3）手抖、足麻，久病，左脉芤，为肝阴血亏虚，虚风内动，筋脉失养。

拟方：小柴胡加石膏汤合芍药甘草汤。

柴胡 25g	黄芩 10g	姜半夏 15g	党参 10g
石膏 60g	白芍 60g	大枣 15g	生姜 15g

炙甘草 10g

7剂，颗粒剂，日1剂，分2次服。

结果：服完7剂，脸色较前明亮，手颤抖较前缓解，抽筋已，足麻改善尚不明显。烘热感消失，口干、唇干好转。恶心好转。前方既效，少阳阳明热渐透，故柴胡、石膏量减半，继续调理治疗。足麻手抖改善明显，后患者不欲再服药，遂自行停止治疗。随访数次，症状未有反复。

六、柴胡证的"但见一证便是"有前提条件

●《伤寒论》第101条

伤寒中风，有柴胡证，但见一证便是，不必悉具。凡柴胡汤病证而下之，若柴胡证不罢者，复与柴胡汤，必蒸蒸而振，却复发热汗出而解。

条文解读

1. "但见一证便是"的前提

"有柴胡证，但见一证便是"，**其前提条件是，有"伤寒或中风"的病史。**如果没有外感史，只有内伤病史，**即便是有类似柴胡汤证的表现，也不能"但见一证便是"。**这个前提条件是必要的！

（详细阐述请参见：第二章 少阳病总论）

2. 少阳郁火证的诸多辨证经验

外感后新出现的以下证候之一，可以作为"柴胡汤的一证（少阳证）"来看待。

（1）**外感**出现左关脉弦细。（左关脉，反映肝胆的病变，外感见左关脉弦，主少阳胆郁，脉滑主热，脉细主阴血虚，也主郁重。）

（2）**外感后**往来寒热。

（3）**外感后**默默不欲饮食。

（4）**外感**出现心烦喜呕。

（5）**外感后**出现胸胁苦满。

（6）**外感后**出现口苦、咽干、目眩。

（7）**外感后**出现太阳穴处胀痛；或太阳穴处触诊有热感；咳嗽或摇头时头昏痛；外感后有头昏、脑涨。

（8）**外感后**单侧鼻孔堵塞，鼻塞流黄稠涕。

（9）**外感后**眼睛发红、眼睛昏花、眼干痒、眼屎多、视物模糊。

（10）**外感后**出现耳鸣、耳聋、耳朵痛、耳部流脓、听力明显下降。

（11）**外感后**腮腺红肿痛、颈部淋巴结肿大，牙齿侧面肿痛。

（12）**外感后**颈部侧面的疼痛，或者后背部肩胛处胀痛。

（13）**外感后**心情抑郁，闷闷不乐，心烦易怒等。

（14）**外感后**咳嗽呈阵发性，粗急，伴舌外伸者。

（15）**外感后**出现便秘，大便粗大臭秽；小便黄赤，短少。（**少阳或阳明证均可见**）

（16）**外感后**出现右胁触痛、叩痛，后背肩胛叩痛。

所有外感伤寒或中风后，新出现的以上少阳证之一，均可作为柴胡汤证的"但见一证"，"不必悉具"。

3. 小柴胡汤证有胃气内虚，其邪半在外，必须扶正透邪外出，不能用下法治疗。如果误下后，柴胡证仍然在，说明邪未内陷入里（胃肠之里），应该继续用小柴胡汤扶正透邪外出。

因为误下后中气更虚，服小柴胡汤治疗时，患者往往有先"蒸蒸而振"（寒战），脉沉伏，然后再"发热汗出而解"的过程。这是正气在蓄积能力，起而攻邪的战汗过程。

临床上也有患者寒战多次，却始终没有发热汗出的过程，**说明此人的中气大虚，最好应在小柴胡汤里多加人参，才有力量透邪而愈**，这是服药后的正常反应，可提前告知患者，不必惊慌。

按语：本条所言"柴胡汤证（少阳证）"，必为外感所致。不可一见类似表现，就随便用柴胡剂治疗。

医案二十八：（曹颖甫医案）

张任夫先生　劳神父路仁兴里六号

初诊　二十四年四月四日，心悸，胁下痛，胸中胀，脉来双弦，干呕短气。

水气凌心则悸，积于胁下则胁下痛，冒于上膈则胸中胀，脉来双弦，证属饮家，兼之干呕短气，其为十枣汤证无疑。

【佐景按】张君任夫，余至友也。先患左颊部漫肿而痛，痛牵耳际，牙内外缝出脓甚多，大便闭而舌尖起刺。余曰，此骨槽风也。余尝以阳和汤治愈骨槽风病多人，惟张君之状稍异，大便闭而舌尖起刺，当先投以生石膏，凉膈散各五钱，后予提托而愈。

越日，张君又来告曰，请恕烦扰，我尚有宿恙乞诊。曰，请详陈之。曰，恙起于半载之前，平日喜运动蹴球，恒至汗出浃背，率不易衣。嗣觉两胁作胀，按之痛。有时心悸而善畏，入夜，室中无灯炬，则惴惴勿敢入，头亦晕，搭车时尤甚。嗳气则胸膈稍舒。夜间不能平卧，平卧则气促，辗转不宁。当夜深人静之时，每觉两胁之里有水声漉漉然，振荡于其间……

曹颖甫先生初辨为小柴胡汤证，后与其学生佐景交流后，初诊予十枣汤，水气减去大半。二诊予温化水饮法，觉胁上反胀，大便闭结，目脉为赤。三诊予以大柴胡汤加厚朴、芒硝治愈。

问：为何曹颖甫先生将十枣汤证误辨为小柴胡汤证？

答：半年前踢足球起病，怀疑是汗出衣服湿透所致，其实是剧烈运动汗出后，里阳空虚，必复饮冷水，日久饮停胸胁，此先为内伤致病，非为外感所致。

曹先生误辨为小柴胡汤证，大胆猜测，或因其对《伤寒论》第101条误读所致。患者有两胁胀，干呕，脉弦等见症，曹先生"但见一证便是，不必悉具"，误认为是小柴胡汤证，并得出"凡胸胁之病多系柴胡证"的结论。实际上，"但见一证便是"的前提是"伤寒中风"，是外感起病所致，不包括所有疾病！正因对101条的误读，才得出了错误的结论。

至于近期所病：左颊部漫肿而痛，痛牵耳际，牙缝出脓，大便闭而舌尖起刺，确为外感所致。辨证属少阳阳明热证，理当先用小柴胡加石膏汤治疗，再拟十枣汤治内伤悬饮。

佐景却先错用凉膈散加石膏，再托散治疗，虽有部分邪热外透，但仍不尽，故温阳化饮后三诊仍需拟大柴胡汤（柴芩剂）加减清透余邪。

第五章

大柴胡汤证——少阳郁火兼心下梗阻

【本章概要】

一、大柴胡汤不是少阳阳明合病的代表方

二、大柴胡汤证的病机要点

三、大柴胡汤证的辨证要点

四、大柴胡汤的临证心得

五、谈大柴胡汤中大枣、柴胡的用量

一、大柴胡汤证的条文解析

●《伤寒论》第103条

太阳病，过经十余日，反二三下之，后四五日，柴胡证仍在者，先与小柴胡。呕不止，心下急，郁郁微烦者，为未解也，与大柴胡汤，下之则愈。

柴胡半斤　黄芩三两　半夏半升　生姜五两　大枣十二枚
枳实四枚　芍药三两

上七味，以水一斗二升，煮取六升，去滓再煎。温服一升，日三服。一方，加大黄二两；若不加，恐不为大柴胡汤。

条文解读

1.按理，外感发病的第一日，其病应该在太阳经，到了第二日，其病已过太阳经，应该进入阳明经。如果太阳病过了十余天，其病不愈，邪郁化热，多易传入少阳与阳明经。如果不明病位，误用泻下药多次，其病不愈。又过了四五天后，还有柴胡汤证，说明前面均为误治。

2.太阳病过经十余日，复经误下二三次，其病柴胡证仍在，说明其人中气未大虚，少阳邪热并未内陷而成坏症，故仍可先与小柴胡汤扶正透邪，以冀透邪外出。

3.如果服小柴胡汤后，其病不愈，反而见"呕吐不止、心下拘急、心情抑郁微烦"者，说明其病已不是单纯的少阳证了。

"呕不止"，是指不停地呕吐，吃进去的很快都呕吐出来，甚至可能连胆汁也会呕吐出来。显然，"呕不止"，比小柴胡汤证的"喜呕"更重，提示少阳胆火犯胃，胆胃郁逆严重。

古之"心下"，是指剑突下之近心窝处，属胃之上脘。其内对应的脏器有胃的幽门部、十二指肠、胆囊、胰腺。

"心下急"，是指**心下的腹肌，触诊有拘急发硬感，或压硬作痛感**。提示心下处的内脏有炎性梗阻。

4. 所以，"呕不止，心下急，郁郁微烦"反映**少阳郁火内结，胆热犯胃，兼心下有炎性的梗阻**，故与大柴胡汤，下之则愈。

注意：此文并未提到阳明病的任何脉证和腹征。

●《伤寒论》第 165 条

伤寒，发热，汗出不解，心中痞硬，呕吐而下利者，大柴胡汤主之。

条文解读

本条文中，不仅没有提及阳明病的大便秘结与潮热谵语等症，反而有"下利"之症。说明张仲景并没把"下利"或"便秘"作为大柴胡汤证的辨证要点。

"心中痞硬"是指触诊整个上腹部的腹肌（包括心下），都有痞硬之感。说明此病证的范围，比"心下急"更大，程度更重。"痞"，是指"痞块"，即包块。

"心中"按之有实硬的包块，又有"呕吐"，提示既有胆郁犯胃，还有上腹部的炎性梗阻。

"发热，汗出不解"，说明病证不在太阳。又没有阳明病的腹征与病证，说明也不是阳明病的发热。所以导致"发热，汗出不解"的根本原因，是心中对应的胆、胃等内脏器官有炎性病灶。

如果少阳郁火，累及三焦的气化，从而导致水饮内生，可以出现少阳胆火内郁，下迫大肠，而见"下利"之症；胆火犯胃，也可见"呕吐"痰水；少阳郁火，夹痰饮胶结，停阻于心下，亦可见"心中痞硬"。此证的**水饮停于心下，是因少阳郁火与胆胃梗阻所致**，故仍应治以大柴胡汤，清解少阳郁火，通降心中梗阻。

医案一：发热、下利

患儿张某，男，1岁半。2016年9月15日初诊。其父代诉（微信视频问诊）：近日孩子外出玩耍，睡着后吹风受凉，从昨日起开始发热。现发热伴下利，体温38.9℃，太阳穴较额头更烫。精神不佳，时烦躁哭闹，饮水比平时稍多，不欲饮食，干呕时作，下利青黑色水样便。上腹部按之拘急拒按。脉缺如，舌红苔白腻。

辨证分析：

发热，太阳穴热，烦躁、干呕、纳减，似为小柴胡汤证，但兼有上腹部偏实、拒按，下利青黑。仲景云："伤寒发热，汗出不解，心中痞硬，呕吐而下利者，大柴胡汤主之。"故此为少阳经腑同病之大柴胡汤证。

拟方：大柴胡汤。

柴胡 8g	黄芩 3g	生姜 5g	姜半夏 5g
大枣 3 枚	杭白芍 3g	枳实 4g	酒大黄 2g

1剂，颗粒剂，日1剂，分3次服。

结果：当晚服药后，即不再干呕，服药1小时后即开始退热，翌日晨起体温已降至37.3℃，唯太阳穴稍热，服药后未再腹泻，腹部拘急已不明显，不再拒按。因下利已，腹部拒按消失，拟小柴胡汤原方以收功。服小柴胡颗粒1日后，体温正常，精神增加，纳增。

（学生顾然医案）

●《金匮要略·腹满寒疝宿食病脉证》

按之心下满痛者，此为实，当下之，宜大柴胡汤。

条文解读

《伤寒论》的第 103 条、165 条，都是论述外感病中的大柴胡汤证，而本条是论述内伤病中的大柴胡汤证。说明不管是否有外感史，**只要具有大柴胡汤证的腹诊特点，都可以用大柴胡汤治疗。**

本条再次强调了大柴胡汤证的腹诊特点：①**病位**：心下部，或心下至整个上腹部。②**触诊：（心下或心中）之上腹部腹肌，触按有胀满压痛感。说明对应的内脏器官有炎性梗阻，故曰"实"。**

大柴胡汤证是少阳郁热犯胃，导致邪热与痰饮郁结，梗阻胶结在心下（上腹部），部位偏上；而阳明腑实证，是阳明燥热与大肠中的宿便胶结梗阻，邪结在脐腹部或下腹部，部位偏中下。

所以说，**大柴胡汤并不是治疗少阳与阳明合病的代表方，而是治疗少阳胆腑炎性梗阻的代表方，或者说是治疗少阳郁火兼心下梗阻的代表方。**

临床上，不管是急性胰腺炎、化脓性胆管炎、上腹部局限性腹膜炎、急性胃肠炎，还是高血压、糖尿病、肿瘤、心脏病、胆结石、焦虑症等，只要具有**"按之心下满痛"**的特点，都可以考虑用大柴胡汤来治疗。

医案二：胆囊炎、胆结石

周某，男，45 岁，河南南阳人，胆结石合并慢性胆囊炎反复发作，此次因饮食辛辣油腻再发右胁肋胀痛，向右肩胛部放射，恶心欲吐，时有口干苦，大便溏而不爽，小便黄少，目珠微黄，面黄，颊赤，左脉弦滑，右脉弦细软，余尚可。前医曾拟大柴胡汤合三金排石汤加减，大便通行，而人疲乏加重，四肢微凉。

辨证分析：

（1）左脉弦滑，胆结石合并慢性胆囊炎，右胁肋胀痛，且向右肩胛部放射，恶心欲吐，口干苦，目珠微黄，颊赤，为少阳郁火兼胆腑梗阻所致。（大柴胡汤证）

（2）反复发作，慢性病程，右脉弦细软，面黄，大便溏而不爽，神疲乏力，四肢发凉，为脾肾阳气受损。（四逆汤证）

拟方：大柴胡汤合四逆汤加白术、党参、郁金。

柴胡 15g	黄芩 10g	枳实 15g	白芍 10g
姜半夏 15g	生姜 15g	大枣 15g	大黄 6g
干姜 10g	黑附片 30g	白术 15g	党参 10g
郁金 15g			

3剂，颗粒剂，日1剂，分3次服。

结果：3剂后胁痛明显改善，精神好转，食欲好，大便畅行，日一次，小便转利。

二诊，7剂服完，诸症消失。嘱续用上方加当归15g，鸡内金10g，金钱草30g，干姜改为6g，白芍改为20g，再服1个月，同时配服皂矾丸，每日2次，每次3克以加强排石。1个月后电话告知，偶食辛辣油腻也无不适，嘱停汤药，只服排石散剂。半年后复查B超，提示胆囊壁光滑，未见结石。

按语：右胁胀痛伴大便不畅，黄疸者，必有心下梗阻，视同心下满痛。

医案三：高血压、泌尿系结石肾绞痛

王某，40岁。泌尿系多发结石伴剧烈肾绞痛（左腰及左腹部）3

天，B超显示肾盂、输尿管、膀胱里有多发结石，血压偏高，平时血压130/85mmHg左右，中度脂肪肝。体形偏肥，体质壮实，平时怕热，上半身多汗出，性急易怒，纳旺多饮。大便时溏黏臭，时便秘结。小便黄不利，时涩痛。

脉诊：两脉浮弦滑有力。

望诊：舌红苔黄腻厚。

触诊：右胁有叩痛，心下腹肌拘急而实，无压痛。

辨证分析：

（1）患者体质壮实，平时怕热，上半身多汗出，性急易怒，大便溏臭黏，小便黄，左腰腹部时发绞痛，左脉浮弦滑数有力，右胁叩痛，心下拘急而实，舌红苔黄腻厚，为少阳郁火兼胆胃梗阻所致。（大柴胡汤证）

（2）泌尿系统多发结石，B超显示肾盂输尿管膀胱里有多发结石，依前人经验而合三金排石汤。

（3）左腰腹部绞痛，结石难下，是血虚筋肉拘挛之症。（当归芍药散证）

拟方：大柴胡汤合当归芍药散合三金排石汤加减。

柴胡 15g	黄芩 10g	枳实 15g	白芍 50g
姜半夏 15g	生姜 10g	大枣 15g	大黄 10g
当归 10g	泽泻 15g	鸡内金 10g	金钱草 30g
牛膝 30g	冬葵子 10g	郁金 15g	

7剂，颗粒剂，日1剂，分3次服。

结果：服药两剂半后从尿道排出6粒小结石，腰腹部在吃药期间剧痛无比，结石排出后诸症也大减，7剂药后血压也正常（116/75mmHg），精神好，大便畅行，日1次，小便通利。患者是我亲戚，感叹此为神药。

●《伤寒论》第136条

伤寒十余日，热结在里，复往来寒热者，与大柴胡汤。但结胸，无大热者，此为水结在胸胁也。但头微汗出者，大陷胸汤主之。

条文解读

1."往来寒热"：邪郁少阳，正气欲祛邪外出，但正气不足或者邪有所结者，必须先蓄足能量，起而祛邪，故有正邪分争，表现为寒热往来的过程。

2."热结在里"：究竟是热结于阳明腑？还是热结于少阳腑？或水与热互结于胸胁？或痰与热结于心下？没有说明，都有可能。

3.由于大柴胡汤有外解少阳郁热，内通降阳明腑浊之功效，故能**借用阳明之通路，外开少阳的结热，内将心下的痰热、阳明的宿垢，泻下排出的功效**，故大柴胡汤确实能治疗少阳郁火兼阳明腑实证。

4.临床上，大多数的少阳与阳明合病，是由于少阳郁火上逆，乘胃气之虚而犯胃，从而导致阳明胃肠失降。故**这种阳明病的便秘，完全是因少阳郁火内结所致，而且这种患者胃气本弱，故不胜大柴胡汤的峻猛攻下，所以临床上大多数的少阳与阳明合病不适宜用大柴胡汤治疗！**

这种少阳与阳明的合病证，更适宜用小柴胡汤或柴胡加芒硝汤来治疗。因为小柴胡汤，本来就能双解少阳与阳明的结热，而且不伤正气。

只有出现了**心下结实（心下急、按之心下满痛、心中痞硬）**的少阳与阳明合病证，才适合用大柴胡汤治疗。这一点，必须清楚！（可参见"第九章 少阳兼阳明病条辨"）

5.此处只讲"与大柴胡汤"，并没讲"大柴胡汤主之"，说明还有其他方证的可能性。如水热结于胸胁的结胸证，就宜大陷胸汤治疗。这种热结证，大柴胡汤是治不了的。

6. 鉴别大陷胸汤证

大柴胡汤证与大陷胸汤证，都有胸胁叩痛、脉弦、发热等症，临床表现极其近似，故须仔细鉴别。

其鉴别要点是：**大结胸汤证的腹征，是按之心下腹肌如石硬，并且有压痛感。大柴胡汤证的腹征，是轻按之心下腹肌虽硬，深按之却瘩软；或按之心下胀满而痛；或按之心下拘急。**总之，深按腹肌，**大柴胡汤证**绝不会有腹肌如石硬之感。

二、大柴胡汤证的病机要点

1. 胆经郁火，上逆犯胃：右胁叩痛，伴"呕不止"或者"呕吐"等。

2. 胆腑梗阻（或心下梗阻）："心下急""心中瘩硬""按之心下满痛"，说明心下对应的内脏有炎症梗阻。

3. 不必具有阳明腑实证，不必有便秘。只要具有大柴胡汤证的腹征即可应用，也可用于伴有"下利"的患者。

其中，最为关键是大柴胡汤证的腹征，反映了胆腑有郁实梗阻，这是病根之所在。

总之，无论是外感病或内伤病，只要符合大柴胡汤证的病机特点，或者腹诊特点，都可以使用。大柴胡汤的腹诊特点是："**心下急**""**心中瘩硬**"或"**按之心下满痛**"。

三、大柴胡汤的方药解析

柴胡配黄芩：清透少阳郁火，控制感染炎症。

枳实：行气消胀。**大黄**：泻火通便，**借阳明为通路，将心下梗阻的痰饮宿食等排泄出去，以减轻胃胆的压力**。**白芍**：**养肝缓急，解除胆胰胃的痉挛**。枳实、芍药、大黄三药，合而解决胆腑（或者胆胃）的痉挛梗阻。

半夏、生姜：化痰降逆，能消除郁积于胆胃处的消化液、炎性分泌物（中医都称之为"痰饮"），有**类似胃肠引流减压**的作用。

大枣：养胃气，保护津血。像这种呕不止或者伴有腹泻的患者，易丢失大量的消化液和电解质，容易造成低钾等电解质的紊乱，一旦低钾，如果得不到及时的纠正，就会出现肠麻痹、肠梗阻。过去没有静脉补液来解决电解质紊乱和酸中毒等方法，但是中医有个妙法，就是加大枣。大枣这个药**既能扶正，又能补钾，纠正低钾造成的电解质紊乱，有很好的保液作用**。

综上，大柴胡汤有四组药：

（1）**柴胡配黄芩**：清透郁热，解决炎症的问题。

（2）**枳实、芍药配大黄**：解痉通腑消胀，借大肠为通路，使炎性分泌物排泄下去。

（3）**半夏、生姜**：化痰消饮，降逆止呕，消除梗阻后郁积在胆胃处的大量消化液、炎性分泌物，有胃肠引流减压的作用，有利于消除炎症。

（4）**大枣**：养胃气，护津血，防止清下太过峻猛伤正。

医案四：化脓性胆管炎

孙某，男，50余岁，福建莆田人，朋友之岳父，患化脓性胆管炎，在当地人民医院住院治疗1月余，病情有所好转，但始终炎症不消。特来厦门就诊。现症见：右胁肋时胀痛，时有寒热，头汗出，时口干。体质壮实，二便不利，食纳正常，睡眠稍差。

脉诊： 两脉弦细滑数。

望诊： 舌红暗苔黄厚腻，舌下瘀滞。

触诊： 心下拘急，右胁下按痛明显。

辨证分析：

（1）左脉弦滑，右胁肋时胀痛，时有寒热，头汗出，时口干，体质壮实，二便不利，兼心下拘急，右胁下按痛明显，遵仲景经验"按之心下满痛者，此为实，当下之，宜大柴胡汤"。（大柴胡汤证）

（2）胆囊化脓性炎症，有热腐成脓，血分瘀阻，可仿肠痈之理，用大黄牡丹皮汤治疗。（大黄牡丹皮汤证）

（3）反复消炎治疗，而久病炎症不消，必有阳气不足。宜加补益阳气，因阳虚之证不显，故暂扶助脾阳为主，加党参、干姜。（理中汤证）

总结： 胆腑郁热，血分瘀阻，兼阳气不足。

拟方： 大柴胡汤合大黄牡丹皮汤、理中汤加减。

柴胡15g	黄芩10g	枳实15g	赤白芍各15g
姜半夏15g	鲜生姜15g	大枣15g	酒大黄6g
桃仁20g	生薏苡仁30g	牡丹皮20g	三七10g
党参15g	干姜10g	郁金15g	

7剂，颗粒剂，日1剂，分3次服。

二诊： 胁脘疼痛明显改善，精神好转，食欲好，大小便畅行，未再发寒热。守上方再服15剂，电话联系得知病证全消。嘱前方柴胡减为10g，黄芩减为5g，牡丹皮改为10g，再加黄芪20g，当归10g，间日服

1剂，再服30剂以巩固。3个月后见到朋友问起此事，说病已痊愈。

四、详解：大柴胡汤不是少阳阳明合病的代表方

1.张仲景的《伤寒杂病论》里，**从头到尾都没有讲过"少阳阳明合病，大柴胡汤主之"**。

2.**讲大柴胡汤证的所有条文，只字都未提到阳明病的任何病证与腹征。**"潮热""谵语""日晡潮热""手足濈然汗出"，没提及过；"大便硬""大便秘结"，没提及过；"大腹胀满""绕脐痛"，也没提及。阳明病的常见病证都没有提到过。整个讲大柴胡汤证的4个条文，不仅没有提到必须有便秘，反而提到了"下利"者，也有使用大柴胡汤的机会。

3.**阳明病腑实证的腹征，是脐腹部或者中下腹部有里实拒按，与大柴胡汤证的腹征是心下的里实拒按，部位有上、下之差异。**

大柴胡汤证的腹征，是"心下急或心中痞硬、按之心下满痛"，提示有心下对应的内脏有炎性梗阻，这是所有问题的关键。胆郁结实的部位偏上，而阳明大肠结实的部位偏下。所以后世医家说"大柴胡汤是少阳阳明合病的代表方"，这个说法是不妥的。

4.由于大柴胡汤有通便利胆、排泄胆腑与胃肠垃圾的作用，所以说**大柴胡汤能兼治少阳与阳明合病的部分病证，是可以的。**但由于少阳与阳明合病者，绝大多数是不宜大柴胡汤治疗的，最宜用小柴胡或者小柴胡加芒硝汤治疗，因此不能说大柴胡汤就是少阳与阳明合病的代表方。

5.临床上，很多高血压、胃炎、糖尿病、支气管炎、哮喘甚至心衰、脑出血的患者，以及部分感染性疾病患者，即便已经出现大柴胡汤证的典型腹征（"心下实"），很多医生却不敢用大柴胡汤去治疗，为什么呢？就是因为后世医家都说大柴胡汤是少阳阳明合病的代表方，没有见到阳

明病的便秘，不敢用大柴胡汤，如果患者有腹泻或者大便溏稀，那就更不敢用了，因此错过了很多运用大柴胡汤的时机。

所以说学活了一个方，不是只能看好一个疾病，而是能看好一系列的疾病。大柴胡汤不仅在感染性疾病中能用，在内伤杂病当中，也有使用的机会。临床**只要抓住"心下实"（心下急、心下按之满痛、心中痞硬）的这个腹征，不分什么病，都宜用大柴胡汤来治疗。**

总之，**大柴胡汤不是治疗少阳与阳明合病的代表方，而是治疗少阳胆腑梗阻的代表方。**

五、谈大柴胡汤中大枣、柴胡的用量

学生提问：原方用大枣十二枚，现在很多人把大枣变成三枚或者四枚，合理吗？还有大枣有大有小，用量多少呢？

余师解答：

大枣用三四枚，不太合适。古人都是用野生的大枣，所以他以枚计量，而不以重量计量，而现在多按重量计。如果我们用那种自然生长的小枣，又甜又好，干的小枣一枚，大约重 2～3g，那么 12 枚是 30g 左右。尤其有呕不止或者吐泻并见的患者，电解质易丢失多，元气虚得比较重，大枣的用量就宜加重至 40～50g。如果没有呕不止，用 15～20g 也行，视情况而定。此时，**其他补气药如人参，加入会增加胆郁胃胀，补不进去，而大枣就没这个弊端。**

柴胡的用量，就 24g 最好。因为方中的黄芩、枳实、芍药、大黄、半夏都是下降的药，如果**柴胡的用量太小了，上升透邪的力量就不够，邪热就难以透出去。**火郁则发之，一升一降，郁火才容易透发出去，如果柴胡的用量小了，反而效果不好。当然，如果肝肾阴血素虚之人，考虑柴胡升散之力太过，有劫伤肝阴之弊端，可以适当加大白芍的用量，并适当减少柴胡的用量。如果少阳郁火没有那么重，也可以适当减少柴胡的用量。

如果是体质正常的人，少阳胆火郁结到梗阻的程度，用仲景原方的比例是最好的，不宜随便加减。以加甘草为例：本来大柴胡汤清火通腑的作用是十分峻猛的，有立竿见影的效果，如果加入甘草后，甘则能缓之，它的通腑清火的作用，就不会那么明显了。

所以经方有时候不宜随便乱加减，否则就是画蛇添足。

医案五：高血压、肺脓肿并发支扩案

温某，男，28 岁，2019 年 6 月 4 日初诊。

病史： 高血压，平时血压 150～160/110mmHg，偶尔服降压药。2016 年肺脓肿，并发支气管扩张，2019 年复发再次住院 1 月余。高脂血症，未服药。高尿酸血症，未服药。

问诊： 肺脓肿发作时排大量脓痰，现晨起一两口黄脓痰，无咳嗽。口干渴，纳旺，大便黏，日 2 次，小便黄，有泡沫，头晕胀，怕热汗出，心率快，两肩僵，腰背酸痛，眠可。脚气。早泄。

脉诊： 右脉弦滑有力，左脉弦滑有力。

望诊： 舌红苔黄厚腻浊，唇红干燥。

辨证分析：

（1）左脉弦滑有力，心下压胀，舌红唇红，高血压，头昏脑涨，心率快，两肩僵硬胀痛，颈项僵硬，为肝胆郁火上攻，兼胆腑梗阻。（大柴胡汤证）

（2）高脂血症，右脉弦滑有力，心下压痛，苔黄厚腻，纳旺，大便黏臭，足癣，为阳明痰热结胸。（小陷胸汤证）

（3）肺脓肿合并支扩，晨起有黄脓痰，发病时脓痰量多如米粥，为

101

肺经有痈脓。(《千金》苇茎汤证)

拟方：大柴胡汤合小陷胸汤合《千金》苇茎汤加减。

柴胡 24g	黄芩 10g	半夏 15g	生姜 15g
大枣 15g	枳实 10g	白芍 15g	酒大黄 6g
黄连 3g	全瓜蒌 30g	芦根 30g	生薏苡仁 30g
冬瓜子 30g	桃仁 15g	合欢皮 30g	丹参 30g
麦冬 10g	生石膏 10g	天花粉 10g	

14 剂，颗粒剂，日 1 剂，分 2 次服。

结果：服上方 14 剂，并停用所有西药，血压从 150～160/110mmHg 降至 120～130/80mmHg。头昏脑涨、颈项僵硬、口干渴等明显好转。大便黏腻减轻，脓痰明显减少。继续用此方加减治疗，血压降至正常，未有复发，诸症向愈。

医案六：舌麻

郑某，女，50 岁，2017 年 2 月 25 日来诊。自述舌麻如吃柿子一般，眼睛迎风流泪，眼蒙眼花，眼干涩，两肩颈胀痛，头晕，太阳穴胀，口中苦，咽干，小便黄，大便臭黏，便秘。左脉弦滑有力，右脉弦滑有力。舌尖红，苔黄厚腻。心下压胀痛。

辨证分析：

（1）左脉弦滑有力，头晕，两肩颈胀痛，太阳穴胀，口中苦，咽干，小便黄，眼睛迎风流泪眼蒙眼花眼干涩，为少阳郁火上攻。

（2）大便秘，心下压胀，此为心下梗阻，胆腑不降。

（3）右脉滑，大便臭黏，心下压痛，此为痰热结于心下。(小陷胸汤证)

拟方：大柴胡汤合小陷胸汤。

柴胡 24g	黄芩 9g	麸炒枳实 12g	生白芍 9g

姜半夏 15g　　　酒大黄 6g　　　生姜 15g　　　大枣 15g

黄连 3g　　　　全瓜蒌 30g

7 剂，颗粒剂，日 1 剂，分 3 次服。

结果： 服药后舌麻未犯，诸症好转，随访一年舌麻未再复发，余症少有反复。

（学生张鹏医案）

六、关于大柴胡汤合方的问题

学生提问： 大柴胡汤经常会和桂枝茯苓丸一起合方用吗？

余师解答： 那是胡希恕老先生根据患者有瘀血兼水饮上冲的病机，又有大柴胡汤证的时候，才合方使用。临床上，需要辨证，不能随便合方。患者必须要有桂枝茯苓丸证的病机，才能合这个方。不要逮住谁都大柴胡汤合桂枝茯苓丸，仲景没告诉你必须这样用。

医案七：高血压、高血脂、胆结石胆绞痛

刘某，女，43 岁，湖北黄州人，有高血压、高血脂、胆结石等病史，此次因胆囊炎急性发作，右胁肋剧痛，恶心欲吐，时有呕吐胆汁苦水，大便溏而不爽，小便黄少，神疲乏力。平时胃纳旺，口干苦渴，头昏脑涨，颈部强硬。平时常服消炎利胆片、胆石通胶囊及降压药，但治疗效果不显，西医劝其手术摘除胆囊治疗，未同意，请我治疗。

望诊： 面黄白少华多黑斑。

脉诊： 左脉弦细滑，右脉弦软。

触诊： 右上腹部压痛。

辨证分析：

（1）左脉弦滑，右胁时剧痛，恶心呕吐，甚至吐胆汁苦水，右上腹部压痛，辨为肝胆郁火犯胃，胆腑郁实，或有梗阻。（大柴胡汤证）

（2）B超显示胆结石胆囊炎，可合用后人经验方三金排石汤，加强排石。

拟方： 首诊先拟大柴胡汤合三金排石汤3剂。

结果： 患者电话反映服药后大便通行，但腹痛加剧，人疲乏如旧，四肢微凉，纳差，恶心，考虑系久用清热利胆消炎药，脾肾阳气受伤，患者平时也有疲乏无力，右脉弦软，面色黄白少华有黑斑，大便溏等脾肾阳伤的特征。此为典型的附子汤证。

二诊： 辨为胆腑郁热，兼脾肾阳气虚损。

拟方： 大柴胡汤合附子汤加减。

柴胡10g	黄芩5g	枳实15g	白芍10g
姜半夏25g	生姜25g	大枣15g	酒大黄6g
茯苓10g	黑附片30g	白术15g	红参15g
木香10g	郁金10g		

7剂，颗粒剂，日1剂，分3次服。

结果： 2剂后胁痛呕吐明显改善，精神好转，食欲好，大便畅行，日1次，小便通利。

三诊： 7剂服完，诸症消失，肝胆郁实之证消失，但胆结石仍在，右胁仍有叩痛。B超显示胆结石胆囊炎，可合用后人经验方三金排石汤，加强排石。

拟方： 四逆散合附子汤、三金排石汤。

柴胡10g	枳实10g	白芍10g	酒大黄6g
茯苓10g	黑附片30g	白术15g	红参15g
郁金10g	虎杖10g	金钱草20g	木香10g
鸡内金10g			

7剂，颗粒剂，日1剂，分3次服。

结果： 患者服药后未再复诊，其堂姐反馈说："她的病全部治好了，血压也正常了。"

按语：大柴胡汤为治少阳郁火兼心下梗阻之方，久用或者误用，易伤阳气。应从体质、病程、脉象、症状等各方面判断有无潜在的脾肾阳气虚损，拟方用药不可孟浪。

医案八：脑梗、高血压、冠心病、房颤

苏某，男，88岁，2018年6月13日炎黄中医院初诊：病史：2018年3月底脑梗（丁苯酞、阿司匹林），高血压（右168/80，服用络活喜），房颤（服用利伐沙班）

问诊： 走路不稳（左倾），视物不清，胸闷气喘（晚睡觉时吸氧），痰多色白，失眠（服安定），口干口渴，唇干，口臭不苦，大便正常，每日1次，小便黄，夜尿1次。

脉诊： 左脉浮弦滑有力，右脉弦滑有力结代。

望诊： 舌红，苔薄黄腻，舌下瘀。指甲竖纹多。

触诊： 心下无压痛，腹拘急实，上腹叩有鼓音，下肢静脉曲张，左下肢轻度浮肿。

辨证分析：

（1）左脉弦滑有力，高血压，腹拘急实，据张仲景经验"按之心下满痛者，此为实，当下之，宜大柴胡汤。"辨为大柴胡汤证。

（2）据CT结果，脑梗，舌下瘀，左侧走路不稳，下肢静脉曲张，房颤等辨为血脉瘀阻。综合兼有左下肢水肿，胸闷气喘，视物不清，痰多色白，苔腻等痰饮不化特征，辨为有桂枝茯苓丸证。

（3）口干渴唇干苔黄，尿黄，辨为有阳明胃热证之白虎加人参汤证。

拟方： 大柴胡汤＋桂枝茯苓丸＋下瘀血汤＋石膏＋水蛭、生龙牡。

柴胡 24g	黄芩 9g	枳实 9g	酒大黄 6g
姜半夏 15g	生姜 15g	大枣 30g	白芍 9g
桂枝 9g	茯苓 9g	桃仁 9g	丹皮 9g
土鳖虫 9g	水蛭 6g	生石膏 30g	生龙牡各 30g

3 剂，颗粒剂，日 1 剂，分 2 次服。

因脑梗加房颤下肢静脉曲张，血脉瘀阻重，故加服二十味沉香丸，每次 8 粒，日三次，加强化瘀通络。

2018 年 6 月 30 日复诊：服上方未腹泻，大便正常 1 日 1 次，血压 130/80（停西药）走路不稳好转，体力恢复一些，胸闷减轻，痰白黏，眼皮上方发木，眼干涩、胀，头不昏，口干、唇干，喜冷饮，2 点夜尿后难入睡。

脉诊： 左脉弦滑有力而芤，右脉弦滑有力。

望诊： 舌红，苔薄，舌下稍瘀，指甲竖纹多。

触诊： 上腹实拘急。

辨证分析： 因仍有上腹部拘急而实，大柴胡汤证仍有。左脉芤，腹部拘急，眼干涩、眼皮麻木，肝血不足，必须兼顾，宜合当归芍药散。冠心病，苔腻，痰白黏，胸闷仍有，合瓜蒌薤白半夏汤。

拟方： 大柴胡汤合当归芍药散合瓜蒌薤白半夏汤。

柴胡 24g	黄芩 9g	枳实 9g	姜半夏 15g
白芍 20g	生姜 15g	大枣 30g	酒大黄 6g
当归 10g	川芎 10g	白术 10g	茯苓 10g
泽泻 10g	瓜蒌 30g	薤白 30g	水蛭 6g

7 剂，颗粒剂，日 1 剂，分 2 次服。二十味沉香丸继续口服，每次 8 粒，日 3 次。

2018 年 7 月 7 日三诊：

问诊： 服上方第 2 天腹泻 1 次，其后正常，血压已正常，服药后唾液多，口不干，体力增强，失眠，气短，眼睑浮肿，眼欲流泪，咽有白沫痰。

脉诊： 左脉弦滑较有力而芤，右脉浮弦滑数有力结代 右＞左

望诊： 舌红，偏胖大，边齿印，舌下稍瘀，下肢静脉曲张，左脚轻度浮肿。

触诊： 腹部拘急明显，上腹叩鼓音，右腰叩不适。

辨证分析：

（1）患者因多次用大柴胡汤清下后，出现了下肢肿、口水多、眼睛泪水多、眼睑浮肿、咽有痰沫等水饮不化之证，及右脉结代、舌胖大、边有齿印等阳气亏虚之舌脉。考虑患者年老阳气本弱，复因苦寒攻下，再伤阳气，因此导致脾肾阳虚，水饮不化。（真武汤证）

（2）据其左脉芤而结代，用大柴胡汤攻下后，腹部仍拘急，并见舌下有瘀，下肢静脉曲张，考虑有肝血亏虚，夹血瘀之机。

（3）综上分析，患者年事已高，不宜再从实火论治，治宜兼顾阴阳两虚与血脉瘀阻。

拟方： 逍遥散＋参附（含真武汤）＋益母草、水蛭、生龙牡。

柴胡 6g	薄荷 3g	生白芍 15g	炙甘草 6g
当归 15g	川芎 10g	生白术 10g	茯苓 10g
党参 10g	生姜 10g	炮附片 15g	益母草 30g
水蛭 5g	生龙牡各 30g		

7剂，颗粒剂，日1剂，分两次服。二十味沉香丸，每次8粒，日3次。

此方服后平稳，诸症改善明显，守方1个月后未再复诊。

按语：余临床上发现，大小柴胡汤证患者易兼有肝阴血虚的体质。因此，在治疗过程中，需注意柴胡量大有劫伤阴血之弊，所以不宜久用或超大剂量使用。再者，用大柴胡汤清下后，须留意患者有无阳气大伤

的情况出现。老年人多有气血阴阳亏虚的体质，尤要警惕。

最后必须强调的是：大柴胡汤毕竟是苦寒峻猛的清热攻下剂，使用时必须中病即止，不可反复使用，更不可长期使用。否则会大伤脾肾的阳气，燥伤阴血，反而会加重病情！

临床上遇有双脉弦滑有力兼芤者，要慎用此方。因为其左脉浮弦滑有力而芤，可能是阴虚而阳浮；右脉浮弦滑有力而芤，可能是阳虚而阳浮。若阳浮证误用了大柴胡汤治疗，极易导致阴阳两脱而毙命的风险！

第六章

黄芩汤证——少阳腑热，下迫大肠

【本章概要】

一、黄芩汤证主治"太阳与少阳合病"的原意

●《伤寒论》第 172 条

太阳与少阳合病，自下利者，与黄芩汤；若呕者，黄芩加半夏生姜汤主之。

黄芩汤方

黄芩三两　芍药二两　甘草（炙）二两　大枣（擘）十二枚

上四味，以水一斗，煮取三升，去滓，温服一升，日再，夜一服。

黄芩加半夏生姜汤方

黄芩三两　芍药二两　甘草（炙）二两　大枣（擘）十二枚　半夏（洗）半升　生姜（切）一两半，一方三两

上六味，以水一斗，煮取三升，去滓，温服一升，日再，夜一服。

条文解读

1. 正常情况下，三焦津液的排泄，外出于太阳之表而为汗；下出于前后阴而为二便。如果外感之后，出现了邪郁三焦，外累及太阳之表，而不得汗出，内累三焦水道的气化，下见小便短少不利；则水饮内停，必偏走于大肠，而为下利。

2. 由于**此种下利，是起源于太阳表郁与少阳三焦邪郁，故曰"太阳与少阳合病，必自下利"。其中，少阳邪热内郁，是导致三焦气化不利的**

111

主因；而**太阳表郁，不得汗出，与水饮偏走阳明的下利，均是少阳邪郁所致**。而且由于少阳的邪热，完全内陷入肠，不复有外透之机，故治以黄芩汤，直清少阳邪热即可。

3. 黄芩汤证，是少阳邪郁的半里证（少阳腑热证），由于邪热已完全陷入大肠而为下利，并没有少阳经的半表证，少阳邪热没有外透之机，故只需清泻少阳半里之腑热即可。因为没有少阳经的半表证，故没有往来寒热、胸胁疼痛等症。

二、少阳郁火型下利的辨证要点

1. 下利急迫，呈喷射性腹泻，肛门常有灼热感，一天腹泻十几次甚至几十次，小孩子常有肛门发红、热痛。

2. 腹泻前，必有剧烈腹痛，一腹痛即急促如注地腹泻，呈喷射性腹泻（火性急迫）。

3. 里急后重，泻而不爽，每次总觉得没有泻干净，稍等片刻，又腹痛急迫去泻肚子。（郁火下迫的特点）

4. 左关脉弦滑或弦数。

（关于腹泻的寒热辨证，可参见第十一章 三泻心汤证和芩连姜参汤证）

三、黄芩汤的方药解析

少阳郁火下迫大肠，是下利的主因，故主以黄芩清泻少阳郁火。黄芩，味苦能燥湿，性寒能泻火，其色黄带绿，色绿入肝胆经，**故最善清**

泻肝胆的湿热与实火。

由于少阳邪热完全内陷于大肠，变为大肠的湿热下利，**不复外透之机，故不宜再用柴胡透邪出表**。

少阳风火内郁，最易灼伤肝阴，下利不止，也最损失阴液，故此证的下利，常伴有剧烈的腹痛和腹肌拘急的特点，因此方中加入**白芍，养肝阴，缓腹痛之拘急**。

此种急性肠炎，腹泻甚剧，极易脱水休克，故加入甘草、大枣。一则**甘缓腹泻和腹痛之急迫**，减轻腹泻的次数；二则因为黄芩苦寒，清热燥湿，有利于消炎止泻，但苦寒太过，又不利于脾胃，故加甘草、大枣，**顾护脾胃的元气**；三则是剧烈的下利易伤津气，用大枣、甘草可以**补益脾胃，滋助津气又不助邪**。甘草、大枣，富含钾离子等，有保钾、防脱水、防休克的作用。

如果既有少阳腑热下迫大肠而下利，又有少阳胆热犯胃而呕吐，表现为急性胃肠炎吐泻并作者，就须用黄芩汤再加半夏生姜，化痰降逆以止呕。此即黄芩加半夏生姜汤证。

总之，黄芩汤具有**清泻少阳郁火，燥湿止泻，缓急止痛**的功效。

四、黄芩汤证兼见厥证与少阴病虚寒厥证的鉴别

黄芩汤证为少阳郁火下迫大肠而作吐利或者下利，这种急性肠炎，腹泻甚剧，极易导致脱水休克，出现精神疲乏无力，面色苍白，目眶凹陷，四末不温，脉细弱等气阴两虚甚至是阳虚见症。**其核心病机是少阳郁火下迫大肠，是胃肠道有炎症，导致吐利不止或者下利不止，元气、津液亏虚，属因实致虚、实中夹虚**。治疗的**核心在于清泻少阳郁火，消炎抗菌**。少阳郁火一去，则下利自止，正虚可复。若正虚明显，可佐以

人参等物。切不可一见虚象，便妄投补益之剂！

黄芩汤证之厥证与少阴病下利之厥证区别如下：

①黄芩汤证的下利，有下利急迫，多呈喷射样腹泻，多为黄绿色水样便，伴肛门灼热，或伴呕吐，呕吐的特点是水入即吐；而少阴病下利之厥，虽然也有腹泻不止，但不急迫，不臭，腹泻多为清水样便，不伴肛门灼热，常伴腹部冷，面色晦暗，手足厥冷，脉细弱。

②黄芩汤证的大便常规，常检出红白细胞、细菌等，血常规也常有白细胞计数中性粒细胞升高；而少阴病的下利，属于虚寒证，肠道细菌不重，故血常规无急性感染征象，大便常规检查，也无白细胞等。

③黄芩汤证的治疗核心是清泻少阳郁火，西医行消炎治疗为主，兼有休克者予适当补液纠正脱水；而少阴病属于虚证的休克，故治疗核心是扶阳救逆固本，西医行补液、升压等治疗。

五、医案举隅

医案一：腹痛、腹泻

2011年，有一次我正在给学生讲课，我妹妹打电话来说她腹痛腹泻几天，打了3天左氧氟沙星点滴，缓解不明显，腹痛腹泻仍然很严重，一痛就要泻，呈喷射状，泻而不爽，一天腹泻十余次。让她按按肚子，说腹部发紧，我就给她开了黄芩汤，因为腹痛剧烈，腹部发紧，所以白芍加倍。结果上午开的药，下午来电话告知病情基本好转。嘱咐她再服2剂药巩固。

医案二：腹痛、腹泻

厦门一朋友，腹泻腹痛，一痛即泻，一晚上腹泻几十次，腹泻为水样大便，夹杂有淡红色血水。整个人精神疲乏无力，目眶凹陷，有严重脱水的表现。第二天门诊时，先给他输液纠正脱水，同时在急诊拿了1剂黄芩汤的颗粒剂。服完后，当时腹部就不痛了，也不再想腹泻了。他说之前他也服过诺氟沙星几次，毫无效果，这个颗粒剂只服药1次即有效果，原来准备再输抗生素，也不用了。此病仅仅服药1剂即愈，巩固1剂结束。

●附：门纯德运用黄芩汤的经验

1. 记得1957年治疗一例姓王的男性患者，他是灵丘人，是地区医生训练班的学员，那年"亚洲流感"在中国暴发，当时训练班71人中就病倒了40多个，有以表证为主的，有以呼吸系统症状为主的，还有以胃肠系统症状为主的，而此患者是一个较重的胃肠型感冒。当他脱水较重的时候，当时的另一教员就准备给他输林格氏液，当时患者呕泻不止，眼窝深陷，颜面苍白，手足不温，脉细弱，输了三瓶（一瓶500毫升）液体亦未止住吐泻。我当时给他开的就是本方：黄芩、生白芍各四钱，甘草二钱，半夏三钱，生姜三片，红枣四枚。患者下午三、四点服药后到了晚上就想吃东西了，他吃了几片饼干，并未呕恶，到了第二天，再不出现水样便，后经调养痊愈。但需要说明的是，此方用于肠炎较好，痢疾就逊色了。

2. 再举一例姓杨，是我的一个学生的二哥，因吐泻已在医院输了四天的抗菌消炎的液体，无明显好转，其家属将他用汽车拉到大同医专找我诊治，诊见：四肢不温，吐泻不止，饮水即吐，脉弱。我亦处以黄芩加半夏生姜汤，1剂后病愈。

此外，我还需再三强调，用此方不能够画蛇添足，若在此方中加焦三仙等药，不仅无效，而且有害！

3.第三例患者是部队驻同某医院一护士的小孩，6个月大的男婴，患儿因支气管肺炎在他们本院住着院，当时医院已经用遍了各种抗生素，导致"菌群失调综合征"，患儿连续九天出现绿色稀水样便，进乳即吐，我去会诊时小儿已人事不省，氧气不离，每日输200毫升血，颜面苍白，手足厥冷，腹胀如鼓（肠麻痹所致），上午体温35℃，下午、晚上体温39℃左右。用手将两腿抬起，则可看到不断从其肛门缓缓流出绿色稀水样便，当时患儿很危险，医院已下病危，患儿正气特别虚，兼有里邪，我经再三考虑，用的是黄芩加半夏生姜汤加茯苓、小红参：小红参、黄芩、生白芍、生姜各3克，半夏、甘草各2克，茯苓6克，红枣1枚。其中茯苓淡渗利水，小红参大补气血，在扶正气、淡渗的基础上用黄芩加半夏生姜汤清热和中、降逆止呕。到第二天的中午，该医院的二位医生来接我，他们说："门大夫，服了您的药以后顶了大事了，（患儿）肛门现在也不流粪了，今天早上吃了他母亲的一次奶也不打嗝泛奶水了，上午体温也基本正常了，您再去给看看吧。"我又去诊脉时已能触到他的脉了，到了下午体温也不高了，也能吃奶了，于是嘱其再服原方一剂，日服三次。第三天，患儿病势已安，但仍腹胀，我嘱其将黄芩、生姜各3克，红枣1枚，煎汤冲服参苓白术散1.5克，一付药白天服两次，晚上服一次，共服三剂，服药后症状基本消除，唯神色倦怠，又于前主减黄芩，服了几付后，病愈出院。

——《门纯德中医临证要录》附：名方广用

第七章

柴胡加龙骨牡蛎汤证
——少阳痰火扰心，兼及三焦

【本章概要】

一、柴胡加龙骨牡蛎汤证的病机要点

二、柴胡加龙骨牡蛎汤的方药解析

三、详论铅丹的关键性作用

学《伤寒论》，要重视那些少见的药，因为这种药一般都有特效。铅丹，如果改用其他药替代的话，容易导致某些疾病的疗效下降。**铅丹在其中起到了什么关键性的作用？铅丹配大黄的深意何在？**

四、详论桂枝的药性

《本经疏证》总结了它的六大功效："和营、通阳、利水、下气、行气、补中。"虽功效繁多，可是背后的机理却鲜有人知。**人均言桂枝平冲，如何平冲？所有的冲气上逆都适合用桂枝吗？**

（可参见：第十章 少阳兼太阴病证治条辨）

五、柴胡加龙骨牡蛎汤的临证心得

一、柴胡加龙骨牡蛎汤证的条文解析

●《伤寒论》第107条

伤寒八九日，下之，胸满烦惊，小便不利，谵语，一身尽重，不可转侧者，柴胡加龙骨牡蛎汤主之。

柴胡四两　龙骨　黄芩　生姜（切）　铅丹　人参　桂枝（去皮）　茯苓各一两半　半夏（洗）二合半　大黄二两　牡蛎（熬）一两半　大枣（擘）六枚

上十二味，以水八升，煮取四升，内大黄，切如棋子，更煮一两沸，去滓，温服一升。本云柴胡汤，今加龙骨等。

条文解读

1. "伤寒八九日，下之"：伤寒表闭，邪郁化热，易传少阳，或传入少阳与阳明经。外感误下，必伤胃气，外邪易乘虚内陷。至于是否内陷？内陷传入何经何脏？尚须结合所见脉证来判断。

2. "下之，胸满，烦"：因少阳经循行于胸胁处，邪陷少阳，故郁结于少阳经脉，易见胸胁满痛，右胁叩痛之症。少阳三焦，为气机通行之道，邪郁少阳，易郁气机，郁而化热，故易心烦多怒等郁火之证。

3. 外感误下，中气易虚，邪陷少阳。胆郁化火，乘中气之虚，必克脾胃。胆郁胃滞，饮食不化，停而为痰为饮。少阳郁火，复夹胃中痰饮，上逆为患。痰火扰心，则心悸易惊；痰火上蒙心包，则神昏谵语。

此外，临床所见外感病之谵语，多有阳明腑热，或血分瘀热，上熏

119

神明之因。

4.伤寒误下，**邪陷少阳**。如果邪郁偏于胆，则易犯胃乘脾，**故多见胃肠症状。如果邪郁偏于三焦，则易致气化不利，水道不畅**，故多见"小便不利""一身尽重，不可转侧"等水湿内停之症。

二、柴胡加龙骨牡蛎汤证的病机要点

1.伤寒误下，邪郁于少阳，累及于三焦，致三焦气化不利，水湿内停，故见"小便不利""一身尽重，不可转侧"。

2.邪郁少阳，累及于胆，致胆郁犯胃，食入不化，停而生痰；胆郁化火，夹胃中停痰，上逆扰心，故见"胸满、烦、惊"；胆郁气逆，累及于阳明大肠，致腑气不降，大肠浊热上熏神明，故见"谵语"。

3.**总之，邪郁少阳，累及三焦与胆，终致胆郁气逆，痰火扰心，三焦水道不利，水湿内停。**

三、柴胡加龙骨牡蛎汤证的方药解析

1.柴胡配黄芩：清透少阳郁火。加大黄：清降阳明浊热；大黄兼入血分，引血下行，有助于气火的下降。三药合用，清降少阳郁火与阳明的浊热。

2.研究《伤寒论》会发现，凡是表邪内陷，导致气机上冲者，张仲景都用桂枝平冲降逆，如桂枝汤类、苓桂剂；凡邪陷膀胱，导致的膀胱气化不利者，常有桂枝气化膀胱，通利小便，如五苓散；凡风寒内陷厥阴肝经，导致肝经寒凝不通者，常用桂枝温肝散寒，温通血脉，如温经汤、当归四逆汤。

少阳郁热，累及三焦气化，导致水道不利，张仲景常用**柴胡黄芩配桂枝**来治疗。因为**桂枝入厥阴经，辛温散寒，开肝寒之郁，因为肝寒而郁逆，易动冲气，易肝郁气逆，故桂枝有平冲降逆、气化膀胱之效。**关于桂枝的特性，后文有重点论述。

此处用桂枝配茯苓，平冲降逆、温阳祛饮，解决三焦气化不利，水湿内停。

3. 误下胃虚，邪陷少阳，胆郁犯胃，食停不化，变生痰饮，故加半夏、生姜，化痰降逆，加人参、大枣补胃虚兼补心气。

4. 龙骨、牡蛎：重镇安神，安定魂魄。张锡纯的经验是：**龙骨牡蛎，但敛正气，不敛邪气。**

5. 铅丹：坠降痰浊，重镇安神，对痰火上冲所致的谵语、癫痫、狂躁等精神症状有特效。

因瘀热或者火逆所致的精神神经症状，以大黄为最好。因为大黄能**泻心火，降肝胆之火，降阳明之浊热，又入血分，引瘀血与火邪下降，**代表方如抵挡汤、桃核承气汤等。

因痰气火胶结所致的癫痫、狂躁、惊悸等顽固性精神神经疾病，单用柴、芩、硝、黄、半夏、茯苓等清热化痰药，是很难将胶结的痰火分开，**唯有铅丹有坠降顽痰之效。**此方用铅丹，正是为了**坠降痰火，将胶结之痰火分开，同时还有很强的重镇安神作用。**

6. 甘草，具甘缓之性，一则影响铅丹坠降痰火的功效；二则铅丹有小毒，加用甘草后，不利于铅毒的排尽。所以本方用小柴胡汤独去甘草。

总之，全方**清降少阳郁火，通降阳明腑热，化痰降逆，坠降痰火，补心气而重镇安神。**

四、柴胡加龙骨牡蛎汤证的临证心得

此方，临床用的机会很多。高血压、冠心病心绞痛、频发心律失常、顽固性失眠、心悸、惊恐焦虑、精神抑郁、狂躁、癫痫、小孩抽动秽语综合征、顽固的头痛眩晕等病，**只要有肝胆郁火，痰火扰心的病机，即可使用**。

我的体会：**此方对顽固的癫痫有特效，其中最关键的药是铅丹**。我们学《伤寒论》，要重视那些少见的药，因为这种药一般都有特效。铅丹，如果改用其他药替代的话，容易导致疗效下降。

五、论铅丹的关键性作用及其替代品

此方的关键药是铅丹。铅丹是四氧化三铅，又名铅粉、红丹，有小毒。铅丹不是铅。它有几大功效，**一是坠痰，二是泻火降火，三是镇静、安神**。

张仲景用**大黄配铅丹，既发挥了大黄降痰火、降颅压、降血压的作用，也能防止铅丹的蓄积中毒**。我一般用铅丹 3g，用布包煎，可以防止喝入少量的沉淀物。

如果临床上找不到铅丹，**可以用常山、瓜蒂等替代，也有效果。顽固性癫痫等病，之所以顽固，关键还是痰火胶结所致，必须用截痰坠痰药！** 只有将结痰去了，才能断根，后面再清火就容易了。如果只是普通的精神神经症状，如失眠、心悸等病证，不用铅丹也有效。

六、详论桂枝的药性

历代医家认为桂枝之性，最为复杂，临床最难掌握。《本经疏证》总结了桂枝有六大功效："和营、通阳、利水、下气、行气、补中。"后人均言桂枝平冲，为什么有平冲之效？所有的冲气上逆都适合用桂枝吗？要回答这些问题，必须深入研究桂枝独特的功效特点。

我认为桂枝之所以有如此多的功效，皆因桂枝**一善入厥阴肝经气分，温经散寒而开郁，郁开而气降，故有平冲降逆之效；二又善入厥阴肝经血分，有温通血脉之效，故能治疗受寒之身体疼痛，手足逆冷诸症；三还善入厥阴心包经，辛温散寒，温助心阳，故有温潜浮阳之效。**

桂枝外入肌腠之营卫处（毛细血管网处），散风寒，通营卫，故能治疗风寒表证之身体疼痛，方如桂枝汤。

桂枝内入厥阴之血分，温经散寒、温通血脉，故能治疗外受寒凝之手足厥冷疼痛，方如当归四逆汤。桂枝还能散肝经之内寒，治疗血虚宫寒之崩漏痛经，方如温经汤。

太阳表邪内陷，陷入肝经，肝郁气逆，累及三焦，气逆不降，膀胱气化不利，水湿内停。故用桂枝，**入肝透邪，散肝寒之郁，郁开而气降，气达膀胱，故能利小便**，方如五苓散。

太阳表邪，内陷入肝，肝寒而郁，易动冲气，故见其气上冲，或夹水饮上冲，而见心悸胸闷，方如桂枝汤、桂枝加桂汤、苓桂剂等。

虚体受寒，寒入肝经，肝寒而郁，必克脾土，久而脾胃虚弱，气血两虚，终致虚劳腹痛。故以桂枝入肝经，散寒开郁，则肝阳温升，脾气升健，运化有力，复配白芍养血平肝，防止温升太过。如此则肝脾两旺，气血化生，故虚劳贫血可复，腹痛自除，方如小建中汤类。

桂枝，又善入心包经，辛温散寒，温助心阳，故有温潜浮阳、平心定悸之效，方如桂枝甘草汤剂。其中，心阳不足者，桂枝温补心阳，能治心阳不足之心悸不宁。心阳内虚，兼水饮凌心者，桂枝温补心阳，平降冲逆，配茯苓利水，能平降水饮之上冲，强心而定悸。

总之，**桂枝之性，善入厥阴经，有温阳散寒、平冲降逆之功。**

七、医案举隅

医案一：顽固性心律失常、失眠

李某某，男，48 岁，厦门人，干部。素体壮实，性格开朗，有"慢性肝炎"病史 10 余年。2 年前不明原因出现胸闷、心悸、早搏频发，多家医院检查疑为"病毒性心肌炎"，迭经中西医治疗不仅无效，反增失眠多梦一症，于我处就诊时每晚仅能浅睡眠 3 小时左右，而且乱梦纷纭、心悸、易汗出、口干苦，二便尚可，舌质偏红，苔薄黄，左脉弦劲有力。

辨证分析：

（1）患者左脉弦劲有力，舌质红，口干苦，易汗出，失眠多梦，素有慢性肝炎病史，均为肝胆郁火，心肝阴虚，治从少阳。

（2）胸闷、心悸、早搏频发，是痰饮上冲作祟。

总结：肝胆郁热内扰，痰饮上冲，肝魂难藏，兼心阴不足。

拟方：柴胡加龙骨牡蛎汤合百合地黄汤加减。

柴胡 10g	炒黄芩 10g	法半夏 10g	党参 10g
大黄 5g	桂枝 5g	茯苓 12g	生龙牡各 15g
珍珠母 30g	百合 30g	生地 10g	

3 剂，水煎服，日 1 剂，分 2 次服。

结果：服完 3 剂，早搏明显减少，失眠消失，转方以四逆散合生脉散加减善后，随访半年早搏和失眠均未再复发。

医案二：顽固性癫痫、惊悸

陈某，男，20 岁，福建人，患癫痫病多年，久治不愈，一日与其姐姐聊天说到其弟有癫痫病，问中医有办法没有？我答曰曾治了一例，效果很好。故而来诊。追述儿时曾有高热抽搐病史，此后于压力大时或情绪不好时易犯病。平时常有失眠，焦躁不安，易心悸惊恐，时口干苦，头痛头昏，发病时，不识人，口吐白沫，身体抽搐，经掐人中穴等后多数能终止，有时一月或数月一次，近来癫痫发作越来越频，有时一月两次，目前在服西药控制。舌质偏红，苔白腻，脉弦滑。余尚可。

辨证分析：

（1）患者左脉弦滑，加之患儿小时曾有高热抽搐病史，少阳邪热未尽。癫痫多与压力大情绪不好时发病，失眠，焦躁不安，口干口苦，头痛头昏，舌质偏红，皆为少阳郁火在上所致。

（2）苔白腻，心悸易恐，癫痫发作时口吐白沫、身体抽搐，为痰热上犯作祟。

总结：少时外感未尽愈，风邪留伏少阳经，郁火夹中焦痰饮上逆，冲犯心脑。

拟方：柴胡加龙骨牡蛎汤加减。

柴胡 15g	黄芩 10g	法半夏 20g	党参 10g
酒大黄 6g	桂枝 5g	茯苓 10g	生龙牡各 25g
金首饰 1 枚	夏枯草 15g	白芍 30g	当归 10g
全蝎 3g	地龙 10g		

15 剂，水煎服，日 1 剂，分 2 次服。并嘱停服西药，舒畅心情，忌辛辣厚味饮食。

方药解析： 以前常用生铁落代替铅丹，后因生铁落难寻，故以金首饰代之以重镇安神，煎煮后的金首饰仍可使用。

二诊时，患者心情平稳舒适，各症均减，失眠消失，癫痫未发，嘱继续服药1月，各症消失，患者心情很好，仍未犯病。嘱改用丸药巩固1月。随诊半年，未再犯病。

医案三：梦蛇、惊悸

陈某某，女，6岁，湖北黄冈人，2018年1月20日来诊。患儿2017年6月27日晚9点入睡后梦到蛇，梦中惊醒后害怕，要求同床奶奶抱到房屋外，并伴有心跳加快、胸痛等症，约10分钟后平静如常，天明亦如常人，前夜之事已不记得。之后每日如此，1个月之后出现好转，好转半月不到又再次发作如前。来诊时发病已经半年有余。刻下：咳嗽欲吐，纳差，大便不畅，夜眠不安，来回翻滚，盗汗，燥热。

脉诊： 左脉弦滑较有力，右脉弦滑。

望诊： 舌红，苔淡黄厚腻，舌下稍瘀。

触诊： 触及下颌淋巴结肿大，太阳穴烫，无明显腹征。

辨证分析：

（1）患儿左脉弦滑有力，舌红，太阳穴烫，下颌淋巴结肿大，舌红，咳嗽欲吐，纳差，夜眠不安，盗汗燥热，皆为少阳有郁火之证，并兼有胃虚痰饮之表现。

（2）夜梦中见蛇而惊醒，心跳加快，同时伴有胸痛，苔黄厚腻，是为邪热带痰饮上冲作祟。

（3）少阳郁火在上，胆气不降，导致阳明胃气失降，故大便不畅。

拟方： 柴胡加龙骨牡蛎汤。

柴胡 12g	黄芩 5g	桂枝 5g	茯苓 5g
姜半夏 8g	生龙骨 5g	生牡蛎 5g	酒大黄 6g

生姜5g　　　党参5g　　　大枣15g　　　铅丹1g

3剂，水煎服，日1剂，分2次服。

结果：因病情比较特殊少见，故而留了患儿奶奶电话，后询问得知服药当晚患儿便没有梦见蛇，也没有心跳加快和胸痛，3天后诸症恢复正常，但停药2天后又有反复，嘱继续服药1～2周，追访至今半年，未再复发。

（学生张鹏医案）

医案四：冠心病、高血压

郑某，女，50岁，2017年12月19日初诊。患者容易莫名感冒，平素常有胸闷心悸。口干欲饮，偶有口苦，头昏重，太阳穴发胀，心烦易怒，但头汗出。眼睛干涩发胀，易流泪。睡眠不佳，梦多。肩背胀痛，时肢体发麻，下肢浮肿。月经量少，有血块。大便时干时不成形，小便黄。

脉诊：左脉浮弦滑较有力，按之芤软；右脉浮弦滑有力，按之亦芤。

望诊：舌尖红，舌质偏暗，苔薄白，舌苔两侧多涎，舌下瘀明显。面色青黄，有黑眼圈。下肢浮肿，稍有肌肤甲错。

触诊：右下腹压、触痛，两胁叩之不适，两肩胛部叩痛。

辨证分析：

（1）左关浮弦滑，口干苦，头昏重，太阳穴发胀，肩胛胀痛，两胁叩痛，是肝胆经郁火上冲的表现，结合患者经常无明显受凉史的感冒，可以判断病在少阳，不在厥阴，是少阳郁火上冲所致。

（2）眼睛干涩但容易流泪，常胸闷心慌，头昏胀，有黑眼圈，舌苔两侧多涎，这是水饮上冲的表现。

（3）大便时干时不成形，小便黄，但头汗出，是邪郁少阳，三焦不畅的表现。

（4）左脉芤象明显，肢体麻、眼睛干涩，月经量少，是肝阴血不足的表现。

（5）舌下瘀，肌肤甲错，右少腹压痛，是血瘀表现。

总结： 综合而言，患者少阳郁火为患，夹水饮上冲，兼三焦不畅，为柴胡加龙骨牡蛎汤证的表现。但因患者左脉芤象明显，肝阴血不足，虽有明显瘀象，亦应以养血活血为主。

拟方： 柴胡加龙骨牡蛎汤合当归芍药散加减。

柴胡 12g	黄芩 5g	姜半夏 10g	党参 10g
大枣 10g	生姜 10g	桂枝 10g	茯苓 12g
酒大黄 3g	生龙骨 15g	生牡蛎 15g	当归 10g
川芎 10g	杭白芍 20g	白术 10g	泽泻 10g
吴茱萸 3g	黄连 1g	炙甘草 6g	

7剂，水煎服，日1剂。

按： 柴胡加龙骨牡蛎汤并非原方比例，考虑患者水饮明显，右脉芤象也明显，故方中扶正之品（桂枝、生姜、党参等）比例翻倍，同时合入反左金丸，一方面调和肝胃，另一方面可降逆治水，同时配合桂枝、生姜可防止柴芩伤肝阳。

结果： 半个月后，患者微信反馈，服药效佳，胸闷心悸明显缓解，大便畅快，口已不苦，腰背胀痛不适也消失。遂再服1周。因尚有眼睛干涩之情，前方加入菊花10g以善后。

（学生顾然医案）

医案五：高血压、冠心病心绞痛

大约在2008年，同学孟某之父，年龄60岁左右，患高血压、冠心病多年。近年反复发作心绞痛，头痛头昏，左胸时痛，口干口苦，口臭，心悸失眠，心烦，上周因痔疮伴肛周脓肿手术，现大便秘结，时或溏臭，小便黄，不利。

脉诊：两脉弦滑有力。

望诊：面色红赤，舌苔黄腻，舌红舌下瘀。

触诊：右胁及小腹部有压痛。

辨证分析：

（1）左脉弦滑有力，血压高，头昏痛，心烦易怒，口干苦，左胸时痛，右胁触痛，辨为肝胆郁火，实证突出，治从少阳。

（2）据右脉弦滑有力，大便秘结臭，面赤口臭，舌红苔黄腻，辨为阳明积热。

（3）据舌苔厚腻，脉滑，冠心病心绞痛，失眠心悸心烦，辨为痰火扰心。

（4）据有舌下瘀、痔疮、下腹压痛，辨为厥阴肝经瘀阻。

（5）据有肛周脓肿，手术后仍未愈，辨为赤小豆当归散证。

拟方：柴胡加龙骨牡蛎汤合下瘀血汤合赤小豆当归散。

柴胡 15g	黄芩 10g	桂枝 6g	茯苓 10g
姜半夏 15g	生龙骨 15g	生牡蛎 15g	酒大黄 10g
生姜 10g	党参 10g	大枣 15g	桃仁 10g
当归 10g	赤小豆 30g	土鳖虫 6g	

5剂，颗粒剂，日1剂，分3次服。

结果：服药1剂，即有显著效果，三天后胸痛失眠心悸及血压均好转，1周病情平稳。此方吃了一段时间，我曾要求患者复诊调整，因居住处较远未果。

医案六：失眠

韩某，女，43岁，2019年3月20日就诊。之前一段时间因高血压、失眠、乳腺结节、胃病在我处调理，先后用逍遥散、栀子豉汤、四逆散等方调理至血压稳定至130/80mmHg左右，睡眠好转，症状缓解。2个月后因失眠再次来我处就诊。

问诊：平素焦虑、健忘。近期无明显诱因，失眠加重，甚则彻夜不眠。失眠时血压升至150/100mmHg。夜里左下腹胀痛，夜间3～4点时心慌、胸闷、尿频量少。

脉诊：左寸关浮弦滑有力数，尺弦滑有力；右寸关浮弦滑有力偏数，尺弦滑有力数。

望诊：舌红，苔薄黄腻，根部厚，舌底红。

触诊：心下压痛，小腹压胀痛，两胁叩胀，两腰叩酸胀。

辨证分析：

（1）左脉寸关浮弦滑有力数，右腰胁叩胀，舌红苔薄黄腻，高血压，失眠严重，焦虑，夜间心慌胸闷，尿频量少，为肝胆郁火，痰火扰心。（柴胡加龙骨牡蛎汤证）

（2）右关浮滑，心下压痛，为阳明痰热结胸。（小陷胸汤证）

（3）左腰胁叩胀，小腹压胀，夜里左下腹胀痛，健忘，兼有血分瘀滞。

（4）刻下以肝胆郁火、痰热扰心为主，兼痰热结胸，故予以柴胡加龙骨牡蛎汤合小陷胸汤，增大柴芩用量并加入夏枯草以清泻肝胆气分热。因兼有血分瘀滞，故易生大黄为酒大黄，兼疏通肝经血分。

拟方：柴胡加龙骨牡蛎汤合小陷胸汤加夏枯草。

柴胡24g	黄芩10g	桂枝6g	茯苓6g
生龙骨15g	生牡蛎15g	党参6g	酒大黄6g
姜半夏10g	黄连3g	全瓜蒌30g	生姜6g
大枣10g	夏枯草30g		

7剂，颗粒剂，开水冲服，日2次。

结果：服上方失眠明显减轻，焦虑感减轻，血压渐降至140/90mmHg。后因旅途劳累，诸症复作，仍予前方加减14剂而获显效，嘱配服杞菊地黄丸以善后。随访失眠未复发。

第八章
少阳兼太阳病条辨（柴胡桂枝汤证）

【本章概要】

第一节　太阳与少阳并病的病机证治

●《伤寒论》第142条

太阳与少阳并病，头项强痛，或眩冒，时如结胸，心下痞鞭者，当刺大椎第一间，肺俞、肝俞，慎不可发汗；发汗则谵语，脉弦，五日谵语不止，当刺期门。

条文解读

1. "太阳与少阳并病"：是先有太阳病，再增少阳病证者。

2. "头项强痛"：反映太阳经表有邪郁。

"眩"：是目视昏花。"冒"：是头昏重如戴帽。外感病见头昏冒和目昏花，反映患者既有少阳风火上攻的病机，还有肝肾阴虚的体质。

"时如结胸"：是时而有胸部闷痛的症状，往往提示既有邪郁少阳，又有肝阴亏虚、肝经失养的体质。

"心下痞硬"：反映既有邪结少阳，胆火犯胃，又有痰火胶结于心下，胃气不降的病机。

3. 此病虽是太阳与少阳并病之证，但因**既有少阳郁火内结，痰火胶结于心下，又有肝肾阴虚的体质，同时还有太阳病表邪不解的因素**，所以临床治疗就互有掣肘，非常棘手。

4. **理论上，虽可以用小柴胡汤合葛根汤合方治疗，但因为患者已有**

明显的肝肾阴虚，又有风火鼓动的表现，所以不好再用如此辛燥之药治疗，否则极易加重阴虚里热，促使邪热内陷深入厥阴血分，反而会加重病情。张仲景针对这种情况，提出了一个最佳治疗方案，就是"刺大椎第一间、肺俞、肝俞"，通过针刺泻热透邪的办法，可以很巧妙地解决这一系列的矛盾。

5. "刺大椎第一间和肺俞"：可以开宣肺气，宣透太阳经和肺经的郁邪；"刺肝俞"：可以清透少阳与厥阴经的郁火结热，则阴虚能复，风火自熄，也避免了辛燥之药助里热劫肝阴的弊端，故曰"慎不可发汗"。

6. "发汗则谵语、脉弦"：因为发汗药，既助里热，又燥伤阴血，鼓动风阳上攻，故易见谵语和脉弦。

"五日谵语不止，当刺期门"：如果经过针刺大椎穴和肺腧、肝俞后，风火仍不熄，谵语必难自止，这时**就必须加强清泻厥阴和少阳的风火，只有厥阴与少阳两经的风火清泻了，风火燎燃之势才能终止**。期门，就是清泻厥阴与少阳两经郁火（风火）的特效穴位。

●《伤寒论》第 171 条

太阳少阳并病，心下鞭，颈项强而眩者，当刺大椎、肺俞、肝俞，慎勿下之。

条文解读

1. "颈项强"：反映既有太阳表邪未解的外因，又有筋脉缺少津液濡养的内因。

头目"眩"：反映少阳风火，内灼厥阴肝阴，风火欲动。

"心下硬"：是少阳风火犯胃，兼痰火胶结于胃（心下），或是少阳风火犯胃，兼肝阴亏虚，血不养筋，筋脉失养所致。

2.此病治疗上的矛盾点也是很多的，最简单的办法就是——"刺大椎、肺俞、肝俞"，如果仍不效，就再加刺期门。**此病用柴胡剂加减治疗，都有燥伤阴血，引邪内陷厥阴血分的可能，极易导致病情的恶化。**所以最好的方法，仍然是针刺大椎、肺腧、肝俞等透泄热邪。

●《伤寒论》第150条

太阳少阳并病，而反下之，成结胸，心下鞭，下利不止，水浆不下，其人心烦。

条文解读

1.太阳与少阳并病，如果误用下法治疗，就很容易出现邪热内陷，与心中痰水相结，而成结胸病（"心下硬"）。如果脾胃元气虚损，一方面运化不及而见"水浆不下"，另一方面邪热易内陷入于胃肠，导致胃肠的炎症，而见"下利不止、心烦"。

2.误下后，邪热内陷，元气大虚，邪实而正虚，攻补两难。这种病证的治疗也很棘手，张仲景并未出治法。可以试试甘草泻心汤内服，如不效，可以再加针刺期门法治疗。

●太阳与少阳并病的小结

太阳与少阳并病的基本病机，是因少阳经的郁火，引动厥阴肝经的风火（多素有肝肾阴虚内热之体质），并外可累及太阳经，而见"颈项强"；内可累及于厥阴肝经，风火妄动，而见"头晕目眩"；上犯心包，可见"谵语"；中克脾胃，可见"心下痞硬"。

因为太阳与少阳并病者，病机错杂，治疗互有掣肘，所以**太阳与少**

阳并病的最好治法，是针刺泄邪，如刺大椎、刺肺腧、刺肝俞、刺期门。除此之外，都有风险！

第二节　太阳与少阳合病的病机证治
（柴胡桂枝汤证）

● **《伤寒论》第 146 条**

伤寒六七日，发热，微恶寒，支节烦疼，微呕，心下支结，外证未去者，柴胡桂枝汤主之。

桂枝（去皮）　黄芩一两半　人参一两半　甘草（炙）一两半夏（洗）二合半　芍药一两半　大枣（擘）六枚　生姜（切）一两半

柴胡四两

上九味，以水七升，煮取三升，去滓，温服一升，本云人参汤，作如桂枝法，加半夏、柴胡、黄芩，复加柴胡法，今用人参作半剂。

条文解读

1. 伤寒六七日，是表邪易传少阳之时。"发热，微恶寒"，太阳表邪仍在。"支节"，包括肩关节、四肢关节、腰背关节。"支节烦疼"，是关节处的肌肉韧带酸痛而烦。

2. 肢节疼痛，是太阳病营卫不和的表现；而"肢节烦疼"，则是少阳郁火，影响太阳经的营卫运行，导致肢节处的气血流通不畅。临床上，凡是**因风湿痹阻阳气**，或者**因少阳郁火，郁阻阳气**，导致肌肉关节处的气血不畅，都会有酸楚疼烦的感觉。

由于少阳经脉循行于身体的侧面，所以柴胡桂枝汤证**最多见颈肩关节处的烦疼。**

4."微呕"，是少阳胆火犯胃，胃气上逆的反应。"心下支结"，也是少阳胆火犯胃，兼痰气郁火，停结于心下所致。故患者常有食物难下行，心下堵胀之感。

由于此症有心下支结，说明兼有胃虚停痰的病机。却没有腹痛、腹泻，说明没有明显的脾阳虚，故可以用黄芩清泻胆火。如果兼有腹痛或心下悸（脾阳虚重）者，则须去黄芩。

（关于黄芩的使用经验可参见：第十章 少阳兼太阴病证治条辨）

一、柴胡桂枝汤证的辨证要点

临床上，只有符合少阳郁热证兼桂枝汤证者，才有显著疗效。其中，尤其注意：不能简单地看是否有"汗出、恶风"这组症状，就认为是桂枝汤证。必须鉴别是否有脾胃虚寒体质，再见"汗出、恶风、右关脉浮软者"，才可靠。**因为阳明里热证，也可以见到汗出恶风；少阳郁热证，也可以见到头面汗出恶风。否则仅凭汗出恶风就用桂枝汤，极易加重里热，导致高热不退，甚至是病情加重。**

二、柴胡桂枝汤的常见加减

1.柴胡桂枝汤，对于**由外邪引起**的颈肩关节酸烦疼痛（颈椎病、肩周炎等）有很好的疗效。其中，颈僵硬者，宜加葛根；兼关节酸痛者，加白术健脾祛湿；兼阳虚，舌胖大，脉迟弱者，应加白术、附子温阳祛湿。**对于因内伤肝阴血亏虚导致的颈肩关节痛则无效！**

2. 对于素体太阴里虚，兼少阳郁热克土而见胃脘胀痛者，柴胡桂枝汤有很好的疗效。若胃隐痛，心下拘急，提示太阴脾胃虚寒、肝血不足，应改用小柴胡汤合桂枝加芍药汤，甚至柴胡建中汤。

3. 外感发热症，如果既有少阳证，又有汗出、恶风、关节疼痛、右脉浮软者，柴胡桂枝汤有特效。

4. 太阳少阳两感证，兼有咳嗽痰液稠黏量多，或喉中痰黏难出者（支气管炎、咽喉炎），宜以柴胡桂枝汤合半夏厚朴汤治疗。

5. 太少两感证，兼有恶寒、身疼痛、汗不出者，则宜以小柴胡汤合葛根汤治疗。

6. 以上各症，如果兼右脉滑大、口干渴、唇红等阳明里热见证者，必须加生石膏 30 ～ 60g。

7. 以上各症，如果兼面唇色晦暗，大便稀溏，下肢凉，应加入附子、干姜，并减少黄芩用量，或者去黄芩。

三、医案举隅

医案一：感冒发热、肩周炎

张某，女，黄冈人。2010 年春季，感冒 1 周，自服感冒药、抗生素，病情未缓解，电话求诊。现发热 38.6℃，太阳穴痛，纳差，微呕，右肩胛处酸痛难受，有汗，恶风寒，颈强，口干不渴，咽痛，唇鼻不干，二便可，舌脉未知。

辨证分析：

（1）太阳穴痛，纳差微呕，右肩胛酸痛不适，咽痛，口干等为少阳郁火，胃虚停饮。（小柴胡汤证）

（2）我本知其平时脾胃偏弱，加之面色偏暗，恶风寒，汗出，颈僵，为营卫不和。（桂枝汤证）

拟方：柴胡桂枝汤加葛根、桔梗、连翘。

柴胡 15g	黄芩 5g	姜半夏 10g	生姜 5g
党参 5g	炙甘草 3g	大枣 10g	桂枝 5g
白芍 5g	葛根 10g	桔梗 5g	连翘 5g

2剂，水煎服，日1剂，分2次服。

结果：1剂药服后退热，诸症减轻，2剂药后病除。

医案二：颈椎病、肩周炎、胃炎

孙某，女，黄冈人，2009年夏初就诊。诉颈椎病、胃炎病史多年。现症见：经常颈部僵硬不适，两肩胛酸痛，手指时有发麻木感，时有胃胀痛，胃部怕风冷，易感冒汗出，时常口干苦，头部昏胀，时有泛酸烧心感，左胸部时闷痛，大便时秘结时溏稀不爽，小便时黄不利，眠差，梦多，有经期乳房胀痛、心烦等症。舌质淡偏红，苔薄白，左脉弦滑，右脉弦细无力。

辨证分析：

（1）左脉弦滑，舌偏红，颈部僵硬不适，肩胛酸痛，时常口干苦，头部发昏发胀，左胸部时闷痛，大便时秘结，小便时黄不利，梦多，经期乳房胀痛、心烦，胃胀痛，反酸烧心等皆为少阳郁火在经或犯胃腑。（小柴胡汤证）

（2）右关脉弦细无力，时有胃胀痛，胃部怕风冷，大便时稀溏，手指时有发麻木感等为太阴脾虚兼营血不足。（桂枝加芍药汤）

（3）右寸脉弦细无力，易感冒汗出，为肺气不足。（黄芪证）

拟方： 柴胡桂枝汤倍白芍加黄芪防风。

柴胡 15g	黄芩 5g	姜半夏 10g	生姜 5g
党参 5g	炙甘草 3g	大枣 10g	桂枝 5g
白芍 15g	葛根 15g	黄芪 10g	防风 5g

7剂，水煎服，日1剂。

结果： 服药后诸症减轻，二诊改用小建中汤合四逆散、四物汤善后，随访一年很少再生病。

医案三：肩周炎、痔疮、高血压

林某，女，54岁，高中老师。3个多月前无明显诱因出现右肩疼痛剧烈，动则胀痛不已，但是伸展不受限。走路时、玩手机时手背、胳膊、腿发麻，无抽筋。颈项无不适。腰酸，眼睛花，视物模糊，时有头晕，无恶心呕吐，无咽喉不利。口干、口苦、口臭。纳旺，不惧凉食，二便可，有痔疮，痔疮发作时则肩不痛。多梦，健忘。53岁绝经，曾有子宫肌瘤，已萎缩。高血压半年余，服降压药控制至130/90mmHg左右；胆囊息肉。气色可，舌淡红，胖大有齿印，苔白腻。远程接诊无脉象。

辨证分析：

（1）太阳少阳合病，太阳表未解故疼痛，少阳经行于侧面，阳气郁滞故见右肩疼痛剧烈，动则胀痛不已；少阳郁火上攻见口干、口苦、口臭、高血压等，无明显胃虚有痰饮，故不见恶心呕吐、咽喉不利等。

（2）厥阴肝血不足的体质，见肢体麻，腰酸，眼睛花，视物模糊，时有头晕。少阳与厥阴相表里，一方面厥阴血虚更容易造成外邪流连少阳；一方面少阳郁滞也会造成厥阴肝经郁滞，二阴、胞宫为厥阴肝经所过，故痔疮、子宫肌瘤病变多责之厥阴。痔疮发作时则肩不痛，进一步说明少阳厥阴的关联性。

拟方：柴胡桂枝汤加鸡血藤、桑枝。

柴胡 12g   黄芩 5g   清半夏 10g   桂枝 5g

白芍 5g   炙甘草 3g   生姜 2片 大枣 3枚

鸡血藤 15g   桑枝 5g

5剂，水煎服，日1剂，分3次服。

结果：服完5剂，右肩疼痛大减，仍手麻。口干，口苦口臭减。舌苔渐退。

按：主方以柴胡桂枝汤，两解太阳少阳，加鸡血藤、桑枝养血通络，取效甚捷。因患者有厥阴肝血不足的体质，故二诊易以逍遥散加鸡血藤、枸杞、菊花10剂善后，兼顾肝体，标本并治，随访2个月未有复发。

（学生姚睿祺医案）

医案四：神经官能症、怕风症

2014年航天中心医院某科会诊一60岁左右女性患者。

问诊：汗出怕风多年，即使在家也必须闭严门窗。住在医院后，因无法处处关紧门窗，所以只好全副武装，从头到脚用厚衣被把自己包裹严实，生怕小风吹进身体。头面汗出特多，越汗出就越怕风冷，曾吃过中西药多年，止汗药多种，毫无效果。玉屏风颗粒反复吃，均无显效。如此，逐渐焦虑敏感。平时喷嚏时作，头疼头昏常有，胃部因吃多种中药，所以常饱胀不适，嗳气时作，口苦口干，饮水不多，大便时溏时结，尿黄，睡眠时好时差。经仔细追问，病起于多年前感冒加生气，反复使用发汗药太过，身体变虚弱，又进补不当，以至于病情迁延至今。

脉诊：左脉弦滑小有力；右弦芤滑，重按力弱。

望诊：焦虑面容，舌苔黄腻，舌淡红。

辨证分析：

（1）外感起病，过汗伤正，右脉弦芤软，汗出恶风，鼻塞流涕，易

141

大便溏稀，脾胃内虚，营卫不和，表邪未尽。（桂枝汤证）

（2）误补留邪，左脉弦滑有力，少阳胆火内郁，故口干苦，头昏痛，胆火犯胃，故胃胀嗳气。（小柴胡汤证）

拟方：柴胡桂枝汤倍芍药加龙牡。

柴胡 12g	黄芩 5g	清半夏 6g	桂枝 5g
白芍 10g	炙甘草 3g	生姜 5g	大枣 10g
龙骨 15g	牡蛎 15g		

5剂，水煎服，分3次温服。

结果：服完5剂，诸症大减。二诊时已能穿春装就诊，面露喜色，信心满满。左右手脉已渐弦缓。守方7剂，诸症尽除。三诊时，患者来门诊就诊，一切如常，怕病情再发，改拟逍遥散合痛泻要方加减收功。随访1月未再复发。

按语：1997年也曾接诊一例同样的患者，本科室护士母亲，女性，50岁左右，炎夏仍住密室，怕风怕冷，也有肝胆郁火见证，我也是用柴胡桂枝汤原方10剂，完全治愈。善后以逍遥散巩固。

医案五：冠心病心绞痛、胆囊炎、肩周炎

2008年厦门市中医院心内科门诊代班时，遇一冠心病患者，近期心绞痛发作频繁，各种扩张冠脉药无效，经追问病史，患者还有胆囊炎、肩周炎病史，每因生气或者进补或受寒后，心绞痛均有加重，时有早搏心悸，左胸憋闷时痛，易向左肩胛左上肢放射，左侧颈部不适，时有口干苦，时有头脑昏胀，怕吃瓜果冷饮及绿茶，否则易腹泻胃寒。大便时干时稀，尿黄，睡眠差。精神时而亢奋时而萎靡。

脉诊：左脉关部弦滑有力带芤，右脉浮弦滑也带芤软。

望诊：舌红胖大，舌苔厚腻色黄，舌底瘀。

触诊：右胁叩痛。

辨证分析：

（1）左脉弦滑有力，口干苦，头昏痛，性急易怒，尿黄，左胸闷痛，右胁叩痛，辨为肝胆郁火；左脉带芤，兼肝血不足；舌下瘀，兼血脉瘀阻。

（2）右脉弦芤，受寒加重，怕吃寒性饮食，大便时溏等，辨为脾胃虚寒。

（3）左肩及左上肢疼痛，为营卫不和。

（4）舌苔厚腻，胸部憋闷，痰湿闭阻胸阳。

拟方：柴胡桂枝汤合栝楼薤白半夏汤、佛手散，加郁金、丹参、葛根、党参。

柴胡 10g	黄芩 10g	姜半夏 15g	生姜 10g
大枣 15g	炙甘草 6g	桂枝 10g	白芍 10g
全瓜蒌 30g	薤白 30g	郁金 10g	丹参 30g
当归 20g	川芎 10g	葛根 30g	党参 10g

7 剂，水煎服，日 1 剂，分 3 次服。

二诊时，患者来病房复诊，反映此方神效，服过此方后诸症大减。肝胆郁火不明显。

改方：四逆散合桂枝汤、瓜蒌薤白半夏汤加郁金、丹参加减。

柴胡 10g	白芍 20g	枳实 10g	炙甘草 6g
全瓜蒌 30g	薤白 15g	姜半夏 15g	郁金 10g
丹参 30g	当归 20g	桂枝 10g	葛根 30g
党参 10g	生姜 10g	大枣 30g	

7 剂，水煎服，日 1 剂。

结果：病情平稳，精神甚好，无任何不适。嘱以此方半量，继续巩固 1 月。随访未再有不适。

医案六：肢体疼痛、体弱易感

廖某，女，58 岁。曾因伤风感冒，自服多种中成药无缓解。患者素体较弱，情绪易急，因病期较长，甚至怀疑疾病性质改变，于是 2014 年 11 月 14 日请我治疗。因其女儿与我是朋友，故由其女代诉病情。患者近日受凉（平时易感冒），稍恶风寒，咳嗽时作，偶有黄痰，耳朵昏蒙，眼睛干涩，眼屎多，头昏，体重身痛，性急，晨起口干苦。

望诊：舌淡晦，苔白根稍腻。面色偏黄，两颧稍红。

脉诊：脉缺如（微信沟通，故缺）。

辨证分析：

（1）患者虽无脉象，但晨起口干苦，咳嗽时有黄痰，耳朵昏蒙，眼睛干涩、目眵多，是少阳郁火上犯之象。（小柴胡汤证）

（2）同时，其面色偏黄，素体较弱，经常感冒，恶风明显，肢节疼痛，此太阳中风之证无疑。（桂枝汤证）

总结：患者素体脾胃虚弱，易受风邪侵袭，中于太阳则汗出恶风、肢节痛，进入少阳则少阳郁火上犯，同时胆木犯胃，而成此太阳少阳合病之势。

拟方：柴胡桂枝汤加减。

柴胡 15g	黄芩 10g	桂枝 15g	杭白芍 15g
姜半夏 15g	党参 15g·	大枣 6 枚	生姜 15g
甘草 10g			

3 剂，水煎服，去渣再煎，日 1 剂。

结果：当晚服药，翌日症状明显缓解，2 剂尽则口已不干苦，头已不昏，肢体不痛，唯咳嗽稍作。16 日询问得知诸症痊愈。

（学生顾然医案）

医案七：咳嗽

王某，男，3岁。咳嗽近1周，血常规示中性粒细胞偏高，服头孢无明显好转。刻下：咳嗽有痰，晨起咳一阵，晚上1～3点咳嗽加重，咳时舌外伸，流脓涕，纳差，大便干粗大，小便黄，面色发青，易出汗，平时喜食瓜果。左脉浮小弦滑，右脉小弦滑软。舌红，苔薄，花剥苔，扁桃体大，咽后壁滤泡。腹部叩诊鼓音。

辨证分析：

（1）左脉浮弦滑，舌红，扁桃体大，咽喉壁滤泡，晨起阵发性咳嗽，夜间1～3点加重，咳时舌外伸，大便干粗大，为少阳郁火所致，纳差为胃虚停饮所致。（小柴胡汤证）

（2）右脉小弦，面色发青，易汗出，食水果多，为脾胃虚寒，营卫不和。（桂枝汤证）

拟方：柴胡桂枝汤。

柴胡 12g	黄芩 5g	姜半夏 8g	党参 5g
桂枝 5g	白芍 5g	生姜 5g	大枣 15g
炙甘草 3g			

7剂，颗粒剂，温水冲服，日1剂，分2次服。

结果：服药后2剂后诸症好转，5剂后痊愈。

医案八：发热、咳嗽

张某某，男，4岁。发热，鼻塞，干咳（睡前躺下咳重），咳时舌外伸，纳差，汗多怕风，小便有泡沫，梦话多。左脉细弦，右脉细弱偏浮。唇红，舌尖偏红，苔薄，扁桃体肿大，下颌淋巴结肿大。右胁轻叩痛。

辨证分析：

（1）左脉细弦，舌尖偏红，唇红，扁桃体肿大，下颌淋巴结肿大，右胁叩痛，发热，鼻塞，咳嗽时舌外伸且睡前躺下时加重，梦话多，是

少阳郁火所致；纳差为胃虚有停饮。（小柴胡汤证）

（2）右脉细弱偏浮，汗多怕风，小便有泡沫，是脾胃虚弱，营卫不和。（桂枝汤证）

拟方：柴胡桂枝汤加减。

柴胡 12g	黄芩 5g	姜半夏 8g	党参 5g
生姜 6g	大枣 10g	炙甘草 5g	桂枝 6g
白芍 5g	桔梗 6g	杏仁 3g	

7 剂，颗粒剂，温水冲服，日 1 剂，分 2 服

结果：服药 3 剂后痊愈。

医案九：上呼吸道感染

高某某，男，3 岁。早晨偶咳，流涕，不喜饮，平时活动易汗出，喜吃肉，大便近日不成形，睡觉翻身多。左脉关细小弦较有力，右脉细小弦带滑。舌尖红，中间黄厚腻，扁桃体肿大。太阳穴略热。

辨证分析：

（1）左脉关细小弦较有力，舌尖红，扁桃体肿大，太阳穴略热，早晨偶咳，皆为少阳郁火所致；舌中间苔黄厚腻，为胃虚停饮。（小柴胡汤证）

（2）右脉细小弦，大便不成形，活动易汗出，睡眠翻身多。（桂枝加龙骨牡蛎汤证）

拟方：柴胡桂枝汤加减。

柴胡 12g	黄芩 5g	姜半夏 8g	党参 5g
桂枝 5g	白芍 5g	生姜 5g	炙甘草 5g
大枣 15g	紫苏叶 3g	生龙骨 10g	生牡蛎 10g

7 剂，颗粒剂，温水冲服，日 1 剂，分 2 服。

结果：服药 3 剂后痊愈。

四、柴胡桂枝汤常见主治的小结

1. 太阳中风表虚证，兼少阳郁热证（外感发热病）。

2. 太阴里虚证，兼少阳郁热证（胃病见心下支结、胃胀痛者）。

3. 少阳郁热证，兼营卫不和证（颈椎病、关节炎、肩周炎见支节烦疼者）。

4. 太少同病，脾胃偏虚弱者（皮肤病过敏、鼻炎、中耳炎、结膜炎者）。

五、太阳与少阳合病的小结

1. **太少合病，兼有太阴脾胃虚寒体质**者，治宜柴胡桂枝汤。

2. **太少合病，太阴脾胃不虚**者，治宜小柴胡汤合葛根汤。

3. **太少合病，兼阳明素旺，甚至有里热**者，治宜小柴胡汤加连翘、桔梗，甚至加生石膏等辛凉清热药。

第九章

少阳兼阳明病条辨

【本章概要】

少阳与阳明合病，治有三型：

①**邪郁少阳，兼阳明气分热证**，治疗宜小柴胡加石膏汤为主。

②**邪结少阳，兼阳明腑实证**（谵语、潮热、大便不通，或大便溏臭而不爽者），治疗宜小柴胡汤。如兼大便坚硬难下者，治宜小柴胡汤加芒硝。

③**邪结少阳，心下梗阻，兼阳明腑实证者**，治宜大柴胡汤。

（此为借治法，详细阐述可参见：第五章 大柴胡汤证——少阳郁火兼心下梗阻）

第一节　邪郁少阳，兼阳明气分热证的病机证治

● **《伤寒论》第 97 条**

……服柴胡汤已，渴者，属阳明，以法治之。

条文解读

服小柴胡汤后，出现口渴者，说明之前少阳证时，可能就已有阳明里热之证，只是当时阳明里热证不明显而已。当少阳证，兼有**高热、前额烫、右脉滑大数、唇红、口干渴等阳明气分里热之一二证时**，就必须用小柴胡汤加生石膏治疗，而且**石膏的用量必须大**，否则就会出现少阳证不除，而阳明里热复炽的局面。

所以，治疗**少阳郁热兼阳明气热证**的代表方，应该是**小柴胡加石膏汤**。

第二节　邪结少阳兼阳明腑实证的病机证治

一、少阳病兼阳明腑实证的首选方——小柴胡汤

● 《伤寒论》第 229 条

　　阳明病，发潮热，大便溏，小便自可，胸胁满不去者，与小柴胡汤。

条文解读

　　1. "阳明病"与"大便溏""发潮热"并见，则必为大便溏臭而不爽，便出困难者，显然大肠有湿热积滞，否则就不会有阳明病之潮热症见。

　　2. "胸胁满"，为少阳邪结气郁之证。

　　3. 少阳郁结，导致阳明失降，大肠初结，尚未化燥结硬者，只须用小柴胡汤，清透少阳结热，就能收到"三焦得通，津液得下，（大便自通）胃气因和"之效。

　　4. 由于小柴胡汤证者胃气本弱，心下按之也必虚软，即便有大便秘结，一般单用小柴胡汤就有很好的通便效果，故不必另用通腑泻下药。如果误用枳实大黄等泻火通便药，反而会损伤脾胃的元气，易引邪内陷，使病情恶化或复杂化。

　　所以，治疗**少阳病兼阳明病（不大便、大便难、大便溏滞）**者，首

选之方，应该是小柴胡汤。

●《伤寒论》第230条

阳明病，胁下鞕满，不大便而呕，舌上白胎者，可与小柴胡汤。上焦得通，津液得下，胃气因和，身濈然汗出而解。

条文解读

1."阳明病""不大便"：阳明失降，大便初结未硬。

2."胁下硬满""呕""舌上白胎者"：少阳邪结，胆热犯胃。如果没有胃虚，胆热就不会犯胃；没有胆郁犯胃，就不会有积食生痰，症见呕吐和舌苔白厚腻。

3.邪结少阳，胃虚而胆逆，则阳明失降，故易见不大便或者大便难。此证治宜小柴胡汤，清降少阳胆火为主。胆火一降，则阳明之气随之亦降。胆胃气降，则津液随之下行，大便必通。如此，三焦气机开宣，表能汗出，胃肠能通和，二便自利。其中，"汗出"是三焦通畅的特征之一。所以服小柴胡汤后，上焦得通，津液得下，胃气因和，身濈然汗出而解。

医案一：发热、耳痛

李某，女，5岁。元旦旅游时感冒发热，寒轻，热重，体温38.3℃，口干喜饮，耳中痛，手足汗出，纳减，便秘。舌淡边尖红，苔白腻，脉弦数。

辨证分析：

（1）左关脉弦数、口干喜饮、耳中痛，但又见苔白腻、饮食减少，这是既有少阳郁火上攻，又兼有胃虚，郁火犯胃而成是证。

153

（2）右脉数，便秘，口干，兼有阳明轻证。

（3）此少阳阳明合病，"阳明病，胁下硬满，不大便而呕，舌上白苔者，可与小柴胡汤。上焦得通，津液得下，胃气因和，身濈然汗出而解"。少阳为枢，少阳气机开宣，三焦通畅，则阳明之证不治自解。

因患者在外旅行，煮药不便，故予小柴胡颗粒，嘱予成人量（颗粒可酌情加大用量）。翌日告知，当夜服药后汗出身凉，现已不发热，余症皆平。

按： 邪居少阳，内迫阳明，当阳明不甚时，可从少阳解之。此所谓"上焦得通，津液得下"，枢机转动，邪可自解。

（学生顾然医案）

●《伤寒论》第148条

伤寒五六日，头汗出，微恶寒，手足冷，心下满，口不欲食，大便鞕，脉细者，此为阳微结，必有表，复有里也，脉沉亦在里也。汗出为阳微，假令纯阴结，不得复有外证，悉入在里，此为半在里半在外也。脉虽沉紧，不得为少阴病。所以然者，阴不得有汗，今头汗出，故知非少阴也，可与小柴胡汤。设不了了者，得屎而解。

条文解读

1."伤寒五六日"：伤寒表闭，多在五六日之际，寒郁化热而传入少阳。

2.少阳郁火上逆，津液随之升而不降，故"头汗出""大便硬"。

3.少阳邪郁，累及三焦气机，故有"微恶寒""手足冷""脉沉细紧"等阳气内郁之证。

4.少阳郁火，最易乘虚犯胃，导致胃气上逆，故外感邪入少阳后，常有"心下满""口不欲食"或食难下行、胃部堵胀等少阳胆郁犯胃的表现。这就是典型的小柴胡汤证。

5.少阳邪结，胆胃气逆，则阳明失降，故多有"大便硬"。这种阳明病的大便硬，是因为邪结少阳，三焦气郁，胆胃气逆所致。故必须以小柴胡汤清降少阳郁火为主。只有少阳郁火得去，阳明胃肠的津气才能随之而降，大便才能通降。

6."脉沉紧"：结合上下文，应该是指左关脉弦细或沉细紧。左关脉沉细，提示邪结少阳，阳郁较重。少阳郁结，导致阳明气结，即"阳微结（便秘）"。

7.少阳病的阳郁证，颇似少阴病的阳虚证。少阳病的"阳微结"证，也颇似少阴病的"纯阴结"（阴寒性便秘）。区别在于少阴病的纯阴结，没有外证（少阳病），以此为辨。

8.少阳病"阳微结"，是典型的少阳与阳明合病证，治宜小柴胡汤，切不可误用大柴胡汤清下治疗。

二、少阳病兼阳明腑实证，见大便燥结坚硬者
——小柴胡加芒硝汤

●《伤寒论》第104条

伤寒十三日不解，胸胁满而呕，日晡所发潮热，已而微利，此本柴胡证，下之以不得利，今反利者，知医以丸药下之，此非其治也。潮热者，实也，先宜服小柴胡汤以解外，后以柴胡

加芒消汤主之。

柴胡加芒消汤方

柴胡二两十六铢　黄芩一两　人参一两　甘草（炙）一两
生姜（切）一两　半夏（洗）二十铢，本云五枚　大枣（擘）
四枚　芒消二两

上八味，以水四升，煮取二升，去滓，内芒消，更煮微沸，
分温再服，不解更作。

条文解读

1. 外感寒邪起病，十三日仍不愈，还出现了"胸胁满而呕"，显然是
邪传少阳，还有胆热犯胃，此时小柴胡汤证已具。

2. "日晡所发潮热"：是兼有热结阳明之证。

3. 少阳郁热兼阳明热结，还有"日晡潮热"，理应大便硬结，"今反
下利"，这是很反常的现象。经过追问病史，原来是因为之前用过泻下药
所致。

4. 已经泻下，大便微泻，但还有"日晡潮热"，说明阳明结热并未除
尽。因为**大黄苦寒只能泻热不能软坚，不能软化肠中坚硬的燥屎，故阳
明结热不去。而芒硝咸寒能软坚，能软化肠中坚硬的大便，故能泻下肠
中坚硬的大便。**

5. 因为仍有少阳邪热，故用小柴胡汤清透少阳结热，开宣三焦的气
机，再加芒硝软化肠中燥结的硬便。

6. 曾经泻下过，脾胃元气已伤，故先用小柴胡汤清透上焦结热，"上
焦得通，津液得下，胃气因和"，阳明结热也许能下。如果大肠的燥屎仍
不能排出，就必须加芒硝软化坚硬的大便了。因为已经服过小柴胡汤，
所以只须用三分之一量的小柴胡汤加芒硝二两就够了。如此，少阳结热
透达，阳明硬便能下，病能愈而正气不伤。

所以，少阳与阳明合病，兼有大便燥结坚硬者，治宜小柴胡加芒硝汤。

第三节　邪结少阳，心下梗阻，兼阳明腑实证的病机证治

前已提过，少阳郁火兼心下梗阻的代表方是大柴胡汤。因为大柴胡汤有外解少阳郁热，内通降阳明腑浊的功效，故能借用阳明之通路，外开少阳的结热，内将心下的痰热、阳明的宿垢，泻下排出，故大柴胡汤确实能治疗少阳郁火兼阳明腑实证。

（详细阐述可参见：第五章　大柴胡汤证——少阳郁火兼心下梗阻）

第十章
少阳兼太阴病证治条辨
（柴胡桂枝干姜汤证）

【本章概要】

一、提炼总结少阳兼太阴病的病机证治

①**小柴胡汤证兼腹中痛或心下悸，治宜小柴胡汤去黄芩。**

②**小柴胡汤证兼腹中急痛者，**治宜先与小建中汤，不差者再与小柴胡汤。

③**少阳病兼太阴阳气初伤，治宜柴胡桂枝干姜汤。**

④**少阳病兼太阴阳虚重症，大忌黄芩！**

二、柴胡桂枝干姜汤证的病机要点——阳证转阴之机

三、关于147条"微结"的理解

四、柴胡桂枝干姜汤证的临证心得

五、鉴别：小建中汤证和理中汤证

第一节　小柴胡汤证兼腹中痛或心下悸，治宜小柴胡汤去黄芩

● 《伤寒论》第96条

（小柴胡汤加减法）若腹中痛者，去黄芩，加芍药三两；若心下悸，小便不利者，去黄芩，加茯苓四两。

条文解读

1. 少阳病，兼腹中痛者，是患者原有脾阳虚寒较重。**因为轻度脾阳虚寒的人比较多，很少会出现腹痛。只有脾阳虚寒重者，才会有腹痛。**而黄芩性极苦寒，清热泻火力强，所以脾阳虚寒重者，最怕黄芩。稍有不慎，就容易转成少阴病的亡阳证。所以少阳病兼脾阳虚的患者，使用黄芩是要很谨慎的。

2. 如果只是轻度脾阳虚者，如面色偏黄，大便偏溏软，但食欲旺，并无腹痛、腹泻、手足冷等明显的阳虚症状，**可仿照柴胡桂枝干姜汤**的思想，以柴胡、黄芩配干姜、甘草一起使用。

3. 如果已经有腹中痛或者腹泻，或者心悸或手足厥冷者，即便有典型的少阳邪郁证，也必须去黄芩。由于**脾阳虚重时，机体的阳气不足，少阳邪郁，不可能化热太重，**完全可以借鉴张仲景的方法，用柴胡配白芍，既疏肝养肝，又清透少阳邪热，足以防治木旺克土。

161

4.心下悸、小便不利者，不仅脾阳虚，还有水饮上逆凌心，故去黄芩，更加茯苓利尿去饮，**如果心阳也虚者，必须合用苓桂术甘汤为妥**。

医案一：慢性胃炎、乙肝

某男，56岁，霞浦人。患慢性胃炎及乙肝十余年，久治无寸效，曾在我院及当地中医长期就诊。初诊见面色黑黄，体质尚结实，诉胃痛胁胀长期存在，尤以隐隐胃痛不止，受凉加重，但食温性食物，则胁肋胀痛加重，时有口干苦，失眠，大便时干结，舌质淡红，苔黄腻厚不干，左脉弦细滑有力，右脉弦弱，触诊上腹部肌肉拘急。

辨证分析：

（1）右脉弦弱，面色黑黄，慢性病程，胃痛，受凉加重，上腹部拘急，为太阴脾虚兼肝血不足。（桂枝加芍药汤）

（2）左脉弦细滑有力，苔黄腻厚不干，口干苦，胁肋胀痛，失眠，大便干结，为少阳郁火在经，兼胃虚痰饮。（小柴胡汤证）

拟方： 小柴胡汤合桂枝加芍药汤加神曲、木瓜、莪术。

柴胡 10g	黄芩 10g	姜半夏 15g	生姜 15g
炙甘草 6g	大枣 15g	党参 10g	桂枝 10g
白芍 20g	神曲 10g	木瓜 10g	莪术 5g

5剂，颗粒剂，日1剂，分2次服。

结果： 不等5剂药服完，患者来电话诉此方神效。此方服至15剂，诸症消失。善后以此方加减服药1个月，未再服药，经常介绍患者来诊病，未再诉有肝胃不适。

医案二：胃痛

医案一之患者效佳，又介绍本市领导前来就诊。此市领导也是胃病，但其舌苔白厚腻，胃部胀满，纳呆，口干苦，头脑昏胀，两关脉弦滑有力，我辨证为肝胆郁热犯胃，兼湿浊中阻，拟用小柴胡汤加平胃散治疗，1周后也有显著的效果。

按语：他们两人都是胃部的症状，不是腹痛，也没有其他明显的脾阳虚寒的症状，所以用小柴胡汤治疗，却不忌黄芩。

第二节　小柴胡汤证兼腹中急痛者，治宜先与小建中汤，不差者再与小柴胡汤

● **《伤寒论》第100条**

伤寒，阳脉涩，阴脉弦，法当腹中急痛，先与小建中汤，不差者，小柴胡汤主之。

条文解读

1.《内经》说："左右者，阴阳之道路也。"阳脉涩，就是右脉涩弱；阴脉弦，就是左脉弦。

2.外感见左关脉弦，是邪传少阳，胆气内郁所致，或兼血虚肝郁。伤寒见右关脉涩，是脾气虚甚。若伤寒见左关脉弦而右关脉涩，是胆郁脾弱，故木必克土，"法当腹中急痛"。

3."腹中急痛"：是腹中挛急作痛之意。**既有肝血虚失养，痉挛作痛的可能，又有脾阳不足，失于温养，寒凝作痛的可能。**

4.外感寒邪，邪传少阳，脾气虚弱，胆火乘脾者，治宜小柴胡汤合

小建中汤。因为脾气虚弱太甚，顾忌黄芩太过苦寒，有伤脾阳而败胃气的弊端，故张仲景先与小建中汤，不差者，再与小柴胡汤治疗。

因为小建中汤，既能温补脾胃兼散外寒，又能养血平肝，是肝脾两调的方剂。方中有桂枝配生姜，辛温发汗，外散风寒；有白芍配大枣，养血平肝，也可防止木旺而乘克脾土。

5. 待小建中汤治疗后，其人右脉不再涩弱，已见缓滑之象，说明脾胃虚寒证已有明显好转。如果仍有腹中急痛与左脉弦者，说明少阳胆火郁结仍有，胆郁乘脾是腹中痛的主要原因，此时脾虚不重，可以放心地使用小柴胡汤治疗了。胆火不郁，脾土自安，故腹痛必除。

6. 所以针对少阳胆火内郁，兼脾胃虚寒者，一般宜先温补脾胃，待脾胃虚寒明显好转后，再予清解少阳就比较稳妥了，否则容易出危险。

医案三：心慌

李某，男，12 岁，2019 年 5 月 26 日初诊。

问诊：严重心慌数年，心脏似要跳到嗓子眼，时需人搀扶才可下楼。我怀疑有病毒性心肌炎（建议到武汉协和医院或者安贞医院检查）。胃口不好，常有呕吐，呕吐物多为食糜。大便粗大，腹胀。容易骨折，髋关节和肩关节容易脱白，服六味地黄丸有好转。平素易感冒，感冒后容易呕吐。既往有上呼吸道感染史、腮腺炎病史。

脉诊：右关弦长；左脉浮弦滑有力带芤。

望诊：舌淡红苔薄白，根略腻。扁桃体红肿。

触诊：心下叩痛、压痛，右胁叩痛。

辨证分析：

（1）左脉浮弦滑有力，扁桃体红肿，右胁叩痛，既往上感史、腮腺炎史（少阳经循行过腮腺），平素易呕吐食糜，便粗大等，为外感后遗留少阳郁火未去。

（2）左脉芤，易骨折、易脱白，服六味地黄丸好转，为少阳郁火内耗阴血，血虚失养所致。

（3）右关弦，多主脾胃虚寒；弦中带长，还有木克土，少阳郁火乘脾犯胃。故有平素纳差，腹胀，心下叩压痛等。

（4）心慌严重，一方面是体质因素：脾胃虚寒，化生乏源，心脏气血亏虚；另一方面也是邪气因素：外邪乘虚内陷，凌犯心主。

（5）外邪内陷少阳未去，少阳郁火犯胃，有小柴胡汤证；"伤寒一二日，心中悸而烦，小建中汤主之"，予小建中汤补益脾胃，化生营卫气血，兼散外邪。心慌严重，加龙牡以潜阳；久病恐有血分瘀堵，稍加丹参以化瘀。久病、易感冒，必有气虚，加党参扶正。

拟方：小柴胡汤合小建中汤加丹参、党参、龙骨、牡蛎。

柴胡 12g	黄芩 6g	姜半夏 10g	生姜 6g
炙甘草 3g	芍药 18g	生龙骨 10g	生牡蛎 10g
丹参 10g	桂枝 6g	麦芽糖 15g（自备）党参 10g	

14 剂，颗粒剂，温水冲服，日 1 剂，分 2 次服。

结果：服 4 剂，其母亲前来告知有显效。心慌未再发作，胃纳大增，呕吐未作。嘱其服完剩下数剂，以巩固疗效。

按语：患者一方面有外感遗留少阳郁火未去，乘脾犯胃，辨为小柴胡汤证；另一方面脾胃虚寒，生化乏源，心失所养，辨为小建中汤证。因患者无明显腹痛，右脉涩弱等脾胃阳气大虚的情况，故可用小柴胡汤合小建中汤治疗。若脾胃阳气虚衰明显，轻则用小柴胡汤去黄芩合小建中汤；重则直接先用小建中汤补益脾胃气血。待脾胃虚寒明显好转后，再行治疗少阳郁火。

●鉴别：小建中汤证与理中汤证

小建中汤证和理中汤证，都有脾胃虚寒，那它们之间又有什么区别呢？

小建中汤证，既有脾胃虚寒，又有肝血亏虚、气血不足的病机特点。 因为有脾胃虚寒，所以其人常有面色偏黄，腹部隐痛，喜温喜暖，右关脉弦弱等症。因为有肝阴血亏虚，所以常有贫血、腹肌拘急、阵发性痉挛作痛、手脚心热、唇口干燥、心悸、心烦、失眠、月经量少、性急易怒，舌质淡红，舌体瘦薄，苔多薄少，大便秘，或偏干结等肝阴血亏虚的表现，其左关脉常弦细或弦芤。

理中汤证，既有脾胃虚寒，又有寒湿不化的病机特点。 故易见腹部怕凉，腹胀，腹痛，喜温喜按，舌体多胖大，舌质淡红，但苔多厚腻，大便多稀溏，虽然有脾胃虚寒证，但因为寒湿证明显，故不宜小建中汤而宜理中汤。因为小建中汤中有白芍、饴糖、大枣等滋阴助湿药，故不宜用于寒湿证重者。而理中汤，既能健脾温阳，有能散寒化湿，故最宜用于脾阳虚寒，兼寒湿不化者。

总结： 小建中汤证的病机特点，是脾胃偏虚寒，兼肝阴血虚明显，肝旺乘脾。理中汤证的病机特点，是脾阳虚，兼寒湿不化。

第三节　少阳病兼太阴阳气初伤，治宜柴胡桂枝干姜汤

● **《伤寒论》第147条**

伤寒五六日，已发汗，而复下之，胸胁满，微结，小便不利，渴而不呕，但头汗出，往来寒热，心烦者，此为未解也，

柴胡桂枝干姜汤主之。

柴胡桂枝干姜汤方

柴胡半斤　桂枝（去皮）三两　干姜二两　栝蒌根四两　黄芩三两　牡蛎（熬）二两　甘草（炙）二两

上七味，以水一斗二升，煮取六升，去滓，再煎取三升，温服一升。日三服，初服，微烦；复服，汗出便愈。

条文解读

1.伤寒起病，外寒闭表，已五六日，卫阳郁而化热，易于内传，或传入少阳经，或传入少阳与阳明两经。至于传与不传，须根据所见的脉证来判断。

"已发汗"，病又不见表证，故太阳无邪。"而复下之"，其病也不见潮热谵语等阳明之证，故其病或在少阳，或入三阴经。

2.现症见"胸胁满""往来寒热""心烦"，是邪传少阳经，少阳郁热内结之确证。腹诊常有右胁触叩痛

3.伤寒误下，损伤中阳，外邪乘虚内陷，郁于肝经，导致肝郁气逆，其气上冲，津液也随之而上冲，故"但头汗出"与"小便不利"并见。

4."微结"，误下后脾胃阳气受损，痰饮内生，同时因少阳郁火和肝郁气逆，导致痰饮结聚。常见有各种结节、息肉、淋巴结肿大等。（关于"微结"的理解，下文有详细阐述）

5."口渴"与"心烦"并见，是少阳结热灼伤津液所致。"不呕"，提示没有胃虚停饮，故少阳郁火不会犯胃，故不应用化痰降逆止呕的生姜、半夏，也不用补胃虚的人参、大枣。

6.误下之后，脾阳必损，虽然尚未有腹胀、腹痛、腹泻等太阴病的病证，但为了防止少阳邪热乘克脾土，故加干姜、炙甘草，温补脾阳。此乃"见肝之病，知肝传脾，当先实脾"。

7. "此为未解也"，是少阳郁热不解，阳明微结，脾阳已伤，故宜用柴胡桂枝干姜汤**清少阳、降冲气、护太阴**。

●《金匮要略·疟病脉证并治》

柴胡桂枝干姜汤：治疟寒多，微有热，或但寒不热。（服一剂如神）

条文解读

1. 疟疾，是一种以周期性的寒战与发热交替发作为特点的疾病。**寒战，是正气正在积攒能量的过程；发热，是正气蓄足能量后，起而与邪气斗争的过程**。若素体阳气不足，蓄足能量所需的时间比较长，故表现为寒战的时间较长，甚至只寒战而不发热；若素体的阳气偏旺，则寒战的时间短，正邪斗争较剧烈，多表现为热多而寒少，发热的程度高。

2. 柴胡桂姜汤证，虽无明显的脾胃虚寒症状，却有脾阳不足的体质，临床可见：面色偏黄，右脉弦软，舌淡偏胖等，由于脾阳不足，祛邪乏力，故常见"其疟，寒多微有热，或但寒不热"。**如果脾胃虚寒症状突出，须减少黄芩的用量，加大干姜的用量，甚至合入附子理中汤**。

3. 如果疟疾表现为其人阳气偏旺，常有纳旺易饥，口渴饮冷，怕热，多汗，右脉滑大等阳明里热之证，发热也高者，则不宜使用柴胡桂枝干姜汤治疗，只宜白虎加桂枝汤之类治疗。

一、柴胡桂枝干姜汤证的病机方解

1. **邪郁少阳**——柴胡配黄芩，外透里清少阳之邪热。

2. 痰饮结聚，兼**郁火伤津**——天花粉配牡蛎，清热散结，生津止渴。

3. **寒邪内陷肝经，郁逆而上冲**——桂枝，入肝经，散寒透邪，以解肝寒之郁，而收平冲降逆之效。（桂枝功用解析可参见：第七章 柴胡加龙骨牡蛎汤证）

4. **脾阳受损，太阴已伤**——干姜配炙甘草，以温补脾阳，见肝之病当先实脾，也可防黄芩苦寒之性。

柴胡桂枝干姜汤证有阳证转阴之机，也就是说，**它是治疗少阳病的方剂，但因为脾阳已伤，有转成太阴病之趋势，所以在清解少阳邪郁的同时，必须兼顾太阴的脾阳。**

二、关于"微结"的理解

1. 历代医家众说纷纭，归纳起来，有两种观点：

一者认为是胸胁下有"微结"。其依据是：第96条的加减言"若胁下痞硬者，去大枣，加牡蛎四两"。牡蛎味咸，软坚散结，故能治之。至于"微结"为何物，并无定论。

二者认为是指大便"微结"，即阳明"微结"。其依据是：随后的第148条里特别讲了少阳邪结，容易导致阳气郁结和阳明内结（大便秘结），所以147条的"微结"，也是大便微结。因为**少阳郁火上冲，津液也易随之上行而不下降，所以易见小便不利和大便秘结。**临床上，确实是经常看到少阳证的小孩子，大便易便秘结，大便几天不排，大便特别粗大臭秽。

2. 我的临床体会是：**此处的"微结"，指的不是阳明"微结"，而是痰饮"微结"。**依据有三：

①首先，仲景行文精炼，惜字如金。既然在148条专门阐述了"阳

微结"的病机证治，没有必要再在147条重复论述。这不符合其行文习惯。

②其次，在少阳病中，很容易出现阳明微结，大便粗大难下的情况。条文见症均为指向病机而设，故没必要在此特地提出阳明"微结"。

③从仲景用药来看，天花粉清热生津止渴，兼有散结之功；牡蛎味咸，软坚散结。这都提示此处的"微结"当为痰饮"微结"，而非阳明"微结"。

3. 在诸多柴胡汤证中，不乏痰饮内生者，为何只有柴胡桂姜汤证提及痰饮"微结"？

第一，"脾为生痰之源"，太阴阳气受损，最易内生痰饮。

第二，少阳经有郁火，枢机不利，易导致痰饮结聚。

第三，邪气内陷厥阴，导致肝郁气逆，三焦水道失畅，最易导致痰饮停聚而成"微结"。如果没有邪陷厥阴、肝郁气逆的因素，便很难形成痰饮结聚的局面。故桂枝有着极其重要的作用，不可轻易删去！

4. 痰饮"微结"，临床上常见有各种结节、息肉、增生，肝脾肿大、淋巴结肿大、腺样体肥大等，只要符合该病机，均可用柴胡桂枝干姜汤加减。

5. 此处讲"微结"而非结聚，主要是与癥结相鉴别。如果确属血分瘀滞者，则须主以化瘀消癥。

三、柴胡桂枝干姜汤的临证心得

1. 柴胡桂枝干姜汤证，胡希恕老常以"口苦、便秘"等，作为其辨证的要点；而刘渡舟老则以"口苦、大便溏"等，作为其辨证的要点。两人观点看似矛盾，其实是各有侧重，临床上均能见到。

脾胃虚寒较轻者，运化能力轻度下降，即肠蠕动减慢，如果再兼有少阳胆气郁结不降，则胃肠蠕动更缓慢，容易大便传导迟滞，而成习惯性便秘；脾胃虚寒较重者，运化升清功能明显下降，清气下陷、寒湿内生而成便溏。

所以，**只要有少阳郁火内结兼脾阳不足的病机，不论是便秘，还是大便稀溏，都可以用此方为主治疗**。但是须**根据脾阳虚的轻重，调整黄芩与干姜的用量比例**。如果有大便干结者，说明少阳结热为主，脾阳虚不重，可用原方的比例，黄芩用三两、配干姜用二两；如果有腹胀、大便溏稀者，说明脾阳虚较重，则必须减少黄芩用量至二两，加大干姜用量至三两；久病乏力者，还须加入人参、白术等健脾益气药；如果肾阳也虚者，还须加入附子等温振肾阳药。

2. 慢性肝胆系统疾病：如慢性肝炎、慢性胆囊炎、慢性胰腺炎等，一方面常有口苦、咽干等肝胆郁热见症，另一方面因病程日久或清热利湿太过，脾阳受损，常有腹胀便溏等脾胃虚寒见症，最适合用柴胡桂枝干姜汤加减治疗。

3. 痰饮"微结"疾病：如乳腺增生、淋巴结肿大、甲状腺肿大、甲状腺结节、胆囊息肉、脂肪瘤等病证，**常常有肝胆郁火内结，太阴脾胃又虚寒的病机特点**。治疗时温清两难，此时最适合以柴胡桂枝干姜汤为主治疗了。如**兼有肝血不足者，还须再加滋养肝脏阴血的药**。

4. 柴胡桂枝干姜汤证原为外感而设，我们在治疗很多内伤杂病时，还应根据其内伤气血阴阳的不同，兼顾体质。如厥阴肝体阴而用阳，厥阴病多有阴血亏虚的体质，故运用该方治内伤病时，须适当佐以归芍等养肝之品；待肝胆郁火透发后，适时易以养血疏肝、调和肝脾之方以善后。

四、柴胡桂枝干姜汤证的医案举隅

医案一：阳痿

余某，男，47岁，因阳痿就诊。诉阴茎冷而软，阳痿不用多年，阴部潮湿有气味，脚气时重，时有心烦，失眠，头汗出，时口干、口臭，大便时溏臭不爽，时腹泻稀便，小便黄浊气味大，泡沫多，小便无力分叉，曾经用补肾壮阳药多年，时稍觉小效，后来完全无效。也吃过龙胆泻肝丸几盒，也是初时有效，后来无效，反而出现腰酸痛怕冷。

脉诊： 左脉关弦滑有力兼芤，右脉弦芤，尺沉小较弱。

望诊： 面色偏黄，体质尚好，舌苔黄腻，舌质淡红，胖大，舌下瘀。

触诊： 右胁触叩痛，小腹压疼明显。

辨证分析：

（1）患者心烦、失眠、但头汗出、口苦口干，触诊有右胁触叩痛，左脉关弦滑有力，是肝胆郁火于上，故阳气不易下达，阴冷阳痿。虽服龙胆泻肝丸有小效，因此药清泻肝胆湿热太过，清降有余，而透散不及，而且苦寒太多，易损伤脾阳，不利于湿浊的彻底清除。

（2）右脉关弦芤，面色偏黄，时有腹泻稀便，舌胖大，苔腻，阴部潮湿，为脾阳不足，湿浊不化。

（3）右尺沉小弱，腰酸痛怕冷，小便淋漓无力，阴茎冷软、阳痿不用，阴部潮湿、脚气时重、小便黄浊、多泡沫，初用补肾壮阳药有效，是肾阳不足，气化无力，水湿不化。初虽用补肾壮阳药也有小效，但因为没有解决肝胆郁火等病机，故终究无效。

（4）患者舌下瘀、小腹压痛，是下焦有瘀血。左脉弦芤，为肝阴血不足。

总结：肝胆郁火上逆，脾肾阳虚，湿浊不化，兼湿浊瘀血阻滞于足厥阴肝经。厥阴郁实之证，治从少阳。

拟方：柴胡桂枝干姜汤合真武汤加减。

柴胡 15g	黄芩 10g	天花粉 12g	生牡蛎 30g
桂枝 10g	炙甘草 6g	干姜 10g	当归 10g
白芍 10g	王不留行 30g	土鳖虫 10g	炮附片 15g
白术 6g	茯苓 10g	桃仁 10g	

7 剂，颗粒剂，日 1 付，分 2 次服。

7 剂后诸症减轻，阴茎勃起明显，续服 15 剂，勃起基本正常。后改方四逆散合真武汤加减巩固 1 个月。

医案二：慢性胆囊炎、胆囊腺肌症

袁某，女，56 岁，武汉人。慢性胆囊炎、胆囊腺肌症病史五年，血压、血脂偏高，每工作压力大或吃辛辣油腻食物后，右胁肋胀痛，时有口干苦，头昏胀颈强，但服用清肝利胆的中西药后，患者又觉得胃部发胀发凉，时痛，大便稀，手足经常发凉，冬季尤甚。

脉诊：脉左弦细滑，右脉弦偏弱

望诊：形体消瘦，面黄多黄褐斑，而两颊常红赤，舌质淡红，舌下瘀滞，苔薄黄腻。

触诊：右胁触叩痛。

辨证分析：

（1）患者左脉弦滑，慢性胆囊炎，高血压，高血脂，每遇压力大及吃辛辣油腻食物后右胁胀痛，口干苦，头昏胀，颈强，面颊红赤，触诊有右胁叩痛，是肝胆郁火为实，故宜从少阳论治。

（2）左关细，形体消瘦，中年女性多血虚，慢性肝胆郁火证，日久必耗肝之阴血，故断有肝阴不足。

（3）舌下瘀滞，胆囊腺肌病，为肝经血分瘀滞。

（4）右脉弦而弱，每服清热药后，胃易胀痛、胃凉、大便稀，手足常凉，共为脾阳不足。

总结：肝胆郁火，肝阴亏血虚为主，兼脾胃虚寒，肝络瘀阻。厥阴郁实之证，治从少阳为主。

拟方：柴胡桂姜汤合四物汤去生地加土鳖虫、鳖甲。

柴胡 10g	黄芩 10g	天花粉 12g	牡蛎 30g
桂枝 10g	炙甘草 6g	干姜 6g	当归 10g
川芎 10g	白芍 30g	土鳖虫 10g	炙鳖甲 10g

7 剂，颗粒剂，日 1 剂，分 2 次服。

7 剂诸症减轻。二诊，守方去鳖甲，加三棱、莪术、党参各 10g，续服 15 剂，诸症不显。此后电话时有联系，改方以四逆散合小建中汤加减或逍遥散加减巩固。

医案三：慢性胆囊炎、泥沙样结石

周某，女，36 岁，北京人。慢性胆囊炎、泥沙样胆结石病史多年，伴月经不调。患者面色红赤，性急易怒，焦虑失眠，常有胁肋胀痛，肩胛酸胀，口干渴，口苦，胃部怕凉，吃凉性食物易胃痛或腹泻，月经量少色暗红有块，白带多。

脉诊：左脉弦滑细，右脉弦弱。

望诊：舌质偏暗红，苔厚腻白。面色红赤。

触诊：右胁叩痛。

辨证分析：

（1）左脉弦滑，性急易怒，胁肋胀痛，肩胛酸胀，口干苦渴，面色红赤，易焦虑失眠，触诊有右胁触叩痛，为肝胆郁火之证，宜从少阳郁火论治。

（2）左脉细，中年女性，月经量少，舌暗红，易见肝胆郁火证，为肝阴血不足之证。

（3）右脉弦弱，胃部怕凉，吃凉性食物则胃痛、腹泻，白带多，舌苔白厚腻，为脾胃阳虚。

总结： 肝胆郁火，肝阴亏虚，兼脾胃虚寒。治从少阳。

拟方： 柴胡桂姜汤合当归芍药散、三金排石汤加减。

柴胡 10g	黄芩 10g	天花粉 12g	牡蛎 30g
桂枝 10g	炙甘草 6g	干姜 6g	当归 10g
川芎 10g	白芍 30g	白术 10g	茯苓 10g
金钱草 15g	鸡内金 10g	郁金 10g	

7剂，颗粒剂，日1剂，分2次服。

7剂诸症减轻，电话复诊嘱守前方，加党参10g续服7剂，诸症不显。

三诊改逍遥散合鸡内金、郁金加减，间断服药1个月，患者电话告知：B超显示结石消失，胆囊壁清晰。

医案四：嗜睡、低热案

龚某，女，15岁。嗜睡多眠，被迫休学，近期白天也常酣睡五六小时，不能被叫醒。长期低热37.1℃，形体偏胖，易疲劳，手足心汗出多，不恶风，两侧头痛，或头闷，无恶心呕吐，纳食一般，大便软，日一次，小便量少，不喜饮水，进凉饮食则胃痛，咽喉发紧，伴有气喘。

脉诊： 左脉弦细滑，右脉浮弦弱。

望诊： 舌质淡暗红，苔薄腻，舌体胖大。

触诊： 右胁触叩痛。

辨证分析：

（1）患者左脉弦滑，长期低热 37.1℃，两侧头痛，头闷，咽喉发紧，伴有气喘，嗜睡，为少阳邪热内郁，夹水饮上蒙清窍，阳气郁而不达。

（2）左脉细，手足心汗出多，长期低热，为肝阴虚而阳浮。

（3）右脉浮弦弱，进凉性饮食，易胃痛，大便溏软，不喜饮水，形体偏胖，舌淡胖苔腻，为脾阳不足，脾虚而水湿不化。

总结： 少阳邪热内郁，兼脾阳虚水饮不化，少阳郁火夹水饮上蒙清窍，阳气郁而不达，肝脏阴虚血少。治宜开宣少阳，清透郁火，健脾温阳化饮，兼养肝血。

拟方： 柴胡桂枝干姜汤合当归芍药散。

柴胡 12g	黄芩 6g	干姜 10g	桂枝 10g
炙甘草 6g	生牡蛎 12g	天花粉 12g	当归 10g
川芎 10g	白芍 10g	白术 10g	茯苓 10g
泽泻 15g			

5 剂，水煎服，日 1 剂，分 2 次服。

结果： 服药 5 剂，电话告知热退神清，诸症尽除，问询是否需要再继续服药，并云已经 15 岁，休学 1 年多了，现在得抓紧学习了等。嘱其继续服药 2 周，如有反复请及时复诊。随访 5 年未见复发。

医案五：慢性乙肝

朋友之父，约 60 岁，2018 年首诊。慢性乙型肝炎 10 多年，常有右胁及腹部发胀，大便时溏时结，口常干苦，头皮及颈部有多处湿疹久不愈，久经中西医治疗无效，已经多年不治疗了。此次是因为去东南亚旅游回来后，人感觉极其乏力无精神，腰背酸痛，有朋友推荐来厦门中医院 ICU 找我诊治，其他仍如前述。

问诊： 自诉吃温补药则上火，口腔溃疡，眼睛干涩痛，头颈部湿疹加重；吃清热疏肝药则胁胀腹胀加重，腹泻清稀，食欲大减，故不敢再吃中西药了。此次是实在太疲乏了，旅游回来已经1周多，仍不好转，由朋友力荐才来试试中药治疗。

脉诊： 左脉重按弦芤无力，轻取弦滑有力；右脉弦滑芤。

望诊： 面色黄暗，精神疲惫。舌质淡红，苔薄黄腻，舌下瘀。

触诊： 右胁叩痛明显。

辨证分析：

（1）左脉轻取弦滑有力，性急易怒，右胁胀，口干苦，右胁叩痛，头颈部湿疹红痒，为有肝胆郁滞化火之证，宜从少阳郁火论治。

（2）左脉重按弦芤无力，腰背酸痛喜叩喜按，易见肝胆郁火之证，必有肝脏阴血不足。

（3）右脉弦滑芤弱，吃清热疏肝药则胁胀腹胀加重，腹泻清稀，食欲大减，舌苔腻，为脾胃阳虚，湿浊不化。疲乏无力，是既有湿浊困脾，又有肝胆气郁，阳气不为所用。

总结： 肝胆郁火，兼阴血亏虚；脾阳虚寒，湿浊不化。治从少阳与太阴。

拟方： 柴胡桂姜汤合当归芍药散去泽泻加参附。

柴胡 10g	黄芩 5g	天花粉 10g	牡蛎 12g
桂枝 10g	炙甘草 6g	干姜 10g	当归 10g
川芎 6g	白芍 20g	白术 10g	茯苓 10g
人参 10g	炮附片 20g		

7剂，颗粒剂，日1剂，分2次服。

1剂药后，人即感有精神，7剂药后疲乏腰背酸痛均减轻，舌苔退，苔薄白腻，复诊嘱守前方，加莪术 5g，三棱 5g，续服 7剂，诸症均除。

三诊，守方，炮附片改为 10g，继续服药1周。后改为逍遥散合附子汤加减，服药1个月后，面色红润，精力充沛，病情显著好转，嘱停药自养。

医案六：心衰、呼衰、肺部感染

余某，男，79岁。2011年6月初就诊。低热伴咳喘2月余，2011年4月发病，先在当地治疗无效，后转武汉某三甲医院住院治疗，曾经抗生素等治疗无效，反而继发肺部真菌感染、心衰、呼吸衰竭，医院高度怀疑肺部有肿瘤合并感染。既往有高血压、冠心病史。初诊，我据其有脉浮弦无力、尺弱，发热，恶风，腹泻等，辨证为少阴阴阳两虚，肾不纳气，肾水上泛，兼太阳中风，拟方桂枝加附子汤加味1剂，服后略有好转。

二诊：症见持续低热，午后夜间为甚。怕热，不怕冷，口渴喜饮。咳逆，痰多白沫有咸味，乏力气短，动则尤甚，纳差，食入则胃嘈杂，大便稀溏，尿无力。左右脉关弦细，两尺均弦长而弱。

辨证分析：

（1）肺部真菌感染，左关脉弦细，长期发热，以午后夜间为甚，食入胃中嘈杂甚，为少阳邪热未去。

（2）经抗生素等治疗2月余，右关弦细，纳差，大便稀溏，咳嗽有泡沫稀痰，辨为脾胃与肺阳受损，肺脾虚寒。

（3）左右两尺弦长而弱，为肾阴阳两虚。痰多白沫、味咸，乏力气短，动则尤甚，尿无力，为肾阴阳两虚，肾不纳气，肾水上泛；午后夜间低热甚，怕热不怕冷，肾阴虚更重。

总结：少阳邪热未去，脾肺虚寒，肾阴阳两虚（肾阴虚为重），肾不纳气，肾水上泛。

拟方：柴胡桂枝干姜汤合金水六君煎、人参蛤蚧散加细辛、五味子加减。

柴胡15g   黄芩10g   桂枝10g   炙甘草6g

干姜 5g	天花粉 12g	生牡蛎 20g	清半夏 30g
陈皮 10 g	苏子 15g	细辛 5g	五味子 10g
红参 25 g	蛤蚧 12g	山萸肉 30g	山药 30g
当归 15g			

1 剂，颗粒剂，日 1 剂，分 2 次服。

方中用柴胡桂枝干姜汤清透少阳邪热，兼顾脾肺虚寒，仿金水六君煎意，以苏子、半夏、陈皮加细辛等温饮化痰顺气，以山萸肉、当归、人参、蛤蚧、五味子等补肾纳气平喘。

三诊：服 1 剂热退，气短乏力持续好转，纳增，胃中嘈杂好转，仍有阵发性咳逆，胸闷甚，痰多白沫，大便稀而秽臭，右脉弦细劲，左脉弦，两尺弦长，舌质红苔中根黄浊厚腻。

根据其有冠心病、胸闷、痰多、苔厚腻等，判断其兼有痰浊痹阻胸阳，故守上方加全瓜蒌 30g，薤白 15g，3 剂，日 1 剂。

服药后病情逐日明显好转，继续加减治疗 1 周，基本痊愈。临返京之日，患者拉住我的手，眼中含泪，感激不尽。

医案六：痤疮

杨某，男，28 岁。电话问诊：口周痤疮，红肿而高出皮肤，口干苦，心烦易怒，腹胀腹大，大便稀，不思饮食。舌脉缺如。

辨证分析：

（1）口周痤疮红肿、口干苦、心烦易怒，为少阳郁火在上。

（2）腹大、腹胀、大便稀、不思饮食，为太阴脾阳不足。

拟方：柴胡桂枝干姜汤。

| 柴胡 15g | 黄芩 6g | 桂枝 10g | 干姜 10g |
| 生牡蛎 15g | 炙甘草 6g | 天花粉 12g | |

3 剂，水煎服，日 1 剂，分 2 次服。

服上方 3 剂腹胀愈，痤疮大减，饮食变好，但大便仍稀。电话二诊，原方干姜改 12g，加苍术 12g，继服 5 剂，患者饮食开，大腹变小，体重减轻，痤疮好转。

（学生张鹏医案）

第四节　少阳病兼太阴阳虚重症，大忌黄芩

●《伤寒论》第 333 条

伤寒，脉迟六七日，而反与黄芩汤彻其热。脉迟为寒，今与黄芩汤复除其热，腹中应冷，当不能食，今反能食，此名除中，必死。

条文解读

1.伤寒起病，见脉迟 1 周，反与黄芩汤彻其热，这是重大的治疗错误！"脉迟为寒"，因为"脉迟"是脾肾阳虚较重的脉象反映。

今阳虚已重，复伤寒邪，而寒邪最易伤阳气，所以脾肾的阳气必然更虚。

2.今有脾肾阳气大虚之人，"今反与黄芩汤彻其热"，**可见其热象，必然是假热！** 因为阳气大虚，必致阴寒内盛，浮阳易为阴寒内逼而外越上浮，故最易现假热之证。

如果误以假热为实热，妄用黄芩汤治疗，必致脾胃阳气衰败，故"腹中应冷，当不能食"，这是必然的反应。

3. 如果患者服黄芩汤后，反而能吃，甚至食欲旺盛，精神由萎靡不振变得很精神了，这就是很反常的假象了，是患者除中之兆，必死无疑。脾胃衰败之人，就像油灯烧尽，即将熄灭之前，会突然变得很亮一样，中医称之为"回光返照"，张仲景称之为"除中症"，故其人"必死"。

4. 如果确实出现除中证，我建议治以**茯苓四逆汤加山萸肉龙牡**试试，或许可救。

一、总结黄芩的使用经验

1. 外有少阳郁火证（如有口干口苦，头昏胀，左关脉弦滑等），内有阳明胃虚寒（胃部痉挛疼痛、喜温喜按）者，我的经验是用**小柴胡汤合桂枝加芍药汤**治疗，有很好的疗效。

2. 如果既有胃部痉挛隐隐时痛，又有胁肋胀痛，胃胀嗳气等肝胆气郁证，但肝胆郁火不显者，可以治以**四逆散合桂枝加芍药汤**。

3. 如果既有脾阳受损，又有少阳郁热证，确实需要使用黄芩治疗时，就必须谨慎。

如有已用苦寒药或攻下药史，但脾胃虚寒的症状并不明显者，可以黄芩配干姜，**仿柴胡桂枝干姜汤法**治疗。

如既有胆热犯胃，见心下痞满，恶心呕吐，又有脾胃虚寒，见大便溏稀肠鸣等症者，也可以黄芩配干姜一起使用，**仿半夏泻心汤法**治疗。

4. **总之，邪在三阳经，黄芩是可以用的**。包括少阳证兼有阳明虚寒的胃痛胃胀，都可以用。

5. 如果脾阳虚寒证比较重，已经有腹痛、腹泻、手足厥冷、心下悸症状者，则不宜再用柴芩或含有黄芩的方来治疗，**宜从太阴少阴为主论治**。否则很容易伤败脾肾的阳气，导致亡阳或除中。

二、少阳兼太阴阳虚重症的医案举隅

医案一：少阴兼少阳感冒

跟我学习的王医生于 2016 年冬季接诊一感冒患者，女，精神萎靡不振，怕冷明显，腰痛腰凉，发热，恶寒，头疼，口苦咽干，喉咙痛，恶心欲吐，少阳证很典型。王医生根据"少阴之为病，脉微细，但欲寐也"，判断患者既有少阴病，又有少阳证，因为我们之前反复强调脾肾阳虚者，即便有少阳郁热证，也不能轻易使用含有黄芩的方药。于是王医生再三考虑后，给患者开了麻黄附子细辛汤 3 剂，麻黄 6 克，细辛 6 克，附子 30 克。

结果患者服药 1 剂后，感冒症状几乎都消失了，而且精神很振奋，腰痛也好了。这就是患者服药后肾阳得到振奋了，鼓动寒邪外出，进而连入少阳经的邪气也透出去了。如果当初误用小柴胡汤治疗，肯定会误伤少阴的阳气，而且连带少阳经的邪气也无力外透。这就是为什么感冒治疗不恰当也会死人的原因。其实很多病，并不是什么病毒很厉害，而是被医生误治而死。因为患者阳气本来就很虚弱，才容易感染病毒性疾病，如果医生再误用大苦寒药，是极其容易加重病情的。

按语：若用麻黄附子细辛汤等治疗后，少阴的阳虚证有好转，但少阳证仍在者，则治宜小柴胡汤加附子，继续治疗少阳病证。

医案二：术后低热

何某，女，58 岁。2014 年 7 月 28 日行卵巢囊肿微创手术。术后低热（37.5～38.3℃）半月余，每日下午 3～5 点发热明显。8 月 16 日初诊。刻下：患者精神萎靡，恶寒肢冷，头昏乏力，肢体疼痛，时有恶心，口干不欲饮，眠可，纳食一般，大便成形，小便偏黄。

脉诊：左关沉小弦，尺沉弱；右关沉细兼紧，尺沉弱。

望诊：舌淡苔白。人消瘦，面色青黄偏暗。

辨证分析：

（1）患者双脉沉小、尺脉沉弱，精神萎靡，面色黄暗，畏寒肢冷，是少阴阳气虚弱，虽有外邪，亦是无力鼓动卫气祛邪外出所致。

（2）左关脉弦细，口干且时有恶心，纳差，小便黄，似有少阳郁火犯胃表现。

总结：患者虽有少阳表现，但目前以少阴阳气不足为主。

拟方：麻辛附子汤合桂枝去芍药汤加味。

附片 40g	生麻黄 8g	北细辛 6g	桂枝 15g
姜半夏 15g	生姜 20g	大枣 15g	甘草 10g

2 剂，颗粒剂，日 1 剂。

8 月 19 日复诊：服药后，恶寒乏力明显缓解，四末已不凉，肢体已不痛，双脉较前有力。但每日尚有发热，左关脉弦小、口苦、恶心等少阳证仍在，同时还有恶风、易汗出等太阳中风表现，现阳气已经振奋，可针对太阳、少阳予以施治。

拟方：柴胡桂枝汤加减。

炮附片 15g	柴胡 10g	黄芩 6g	桂枝 15g
杭白芍 15g	姜半夏 15g	党参 15g	大枣 6 枚
生姜 15g	甘草 10g		

3 剂，颗粒剂，日 1 剂。

结果：8 月 30 日患者微信告知，服药后已不发热，精神佳，纳眠增，为稳定疗效，又自行服用 3 剂，现诸症悉平。

学生自按：患者精神萎靡，长期低热，加之恶寒肢冷，口干不欲饮，是少阴阳气不能振奋所致，虽有口干、恶心、寒热往来等少阳表现，仍先从少阴论治，阳气振奋，正气来复，方可从少阳透邪外出。

（学生顾然医案）

医案三：失眠

我的母亲，70岁，失眠十余日，我见其舌苔黄厚腻，并有口干口苦，头昏，眼睛红丝干涩，两手脉弦滑有力兼芤大，大便时溏黏臭，小便时黄，不利而灼热，草草判断为痰热扰心。

拟方： 柴芩温胆汤加减。

柴胡 10g	黄芩 6g	姜半夏 15g	茯苓 10g
陈皮 6g	炙甘草 6g	龙骨 15g	牡蛎 15g
生姜 10g			

3剂，水煎服，日1剂，分2次服。

结果： 本以为当日必效，岂知第二天母亲诉失眠加重，反见烦躁失眠更重，腹泻一日数次，疲乏不支，不欲饮食。我当即意识到，母亲还有面色黄暗，冬季怕冷明显，口虽干苦却不喜饮水，脉弦却兼芤大。应该属于阳虚不潜的失眠。

拟方： 茯苓四逆汤加减。

炮附片 30g	干姜 10g	炙甘草 6g	人参 10g
茯苓 12g	龙骨 30g	牡蛎 30g	当归 10g

3剂，水煎服，日1剂，分2次服。

服药当日病情即见好转，续方1周，基本康复，嘱停药自养。

按语：黄芩苦寒败胃伤脾阳，尤其要慎用于老年人。因为老年人阳浮的不少，很容易误判误治，必须引以为戒。

医案四：少阴兼少阳感冒

王某，女，76岁，同村伯母。2010年6月，我回老家给其丈夫看病，她顺便就诊，诉近日感冒，时有发热恶寒，咳嗽吐痰，恶心欲吐，口干苦，疲乏畏寒，查舌质红绛光洁无苔，润泽，两手脉浮弦滑大扎数，面色暗黄消瘦甚，既往有甲减史。我辨其为外感邪入少阳，但素体平时阳虚明显。

拟方： 小柴胡汤合四逆汤，减柴芩用量，加参附用量（冀扶正达邪）

柴胡 10 g	黄芩 10g	姜半夏 15g	生姜 15g
炙甘草 6g	大枣 15g	人参 30g	黑附片 30g
紫苏叶 6g			

3剂，水煎服，日1剂，分2次服。

服上方1剂后，患者诉腹泻日十余次，疲乏几欲晕倒，体力不支，遂不敢再服此药。

按语： 由此可见，对于脾胃虚寒明显，甚至是脾肾阳虚的患者，是不能用黄芩这样大苦寒的药物，所以张仲景对于小柴胡汤证的患者，如果有阳脉涩，阴脉弦，腹中急痛者，有腹痛者，有心下悸者等凡属于脾胃阳虚之症者，都必须去苦寒的黄芩，否则大伤阳气，反有危险。

医案五：头昏、咳嗽

马某，女，50岁。2018年6月17日初诊。3天前感冒，出现两侧鼻塞，流清鼻涕，稍口苦，精神尚可。自服感冒颗粒、四季感冒片、阿莫西林等，有数次汗出，改善不明显，故网上寻诊于余。刻下：头晕，目胀，咳嗽有痰，痰黄白难咳出。怕风怕冷，汗可，困倦。纳一般，无恶心呕吐，眠可，二便可。

患者既往曾找我调理睡眠、怕冷问题，当时查其两脉均沉细弱，以附子汤、真武汤等温振少阴的方法加减治疗，效果明显。

望诊： 面色多暗斑，舌偏红胖大苔薄净。

脉诊： 脉缺如。

辨证分析：

（1）3天前有外感史，曾有鼻塞、流涕、口苦，现诉头晕、目胀、咳嗽有痰、痰色黄白难咯，舌偏红，辨为少阳郁火，循经上攻，炼液为痰。（小柴胡汤证）

（2）既往两脉沉细弱，以温振少阴法治疗效佳，说明既往有少阴阳虚的体质。虽经治愈，但迭经发汗，目前有怕风、怕冷、人困倦，舌胖大，虑其少阴阳气受损。（附子证）

拟方： 小柴胡汤加附子、紫苏叶。

柴胡 24g	黄芩 9g	炙甘草 9g	姜半夏 12g
生姜 9g	大枣 15g	党参 9g	黑顺片 15g
紫苏叶 6g			

3剂，水煎服，日1剂，分2次服。

患者因着急上班，2天连服3剂，症状大减，出现少许浓鼻涕，咽略不适。次日自愈。随访1周，无不适。

学生自按： 主方用小柴胡汤清透少阳，扶助胃气；加附子照顾少阴体质；加紫苏叶是考虑患者怕冷，可能有表未解的病机，因脉象缺如难以确认，故加之防止表闭不开。

（学生姚睿祺医案）

按语：

对于既有少阴病的体质，外感后又有典型的少阳证的患者，临床治疗一定高度警惕，要斟酌用药，不可孟浪！此例患者因为已经多次温补少阴阳气，少阴阳虚的体质已有明显好转。此次虽无少阴病证，但顾虑其怕冷、人困倦、迭经发汗等治疗，恐少阴阳气有伤，故仍加扶助少阴阳气之品。

再次告诫：对于少阳与少阴合并病的治疗，必须根据不同情况，谨慎论治！

初起病时，但寒不热，精神萎靡，右尺稍弱，血常规示白细胞总数不高，提示少阴阳虚较重。即使少阳证典型者，一定先从少阴论治，如麻黄附子甘草汤、桂枝加附子汤，甚至是四逆汤等。待少阴阳复后，少阳证仍在者，再从少阳论治。示例如医案一、医案二。

虽有少阴病体质，但起病后能发热，精神可，血常规示白细胞总数能升高，提示正气尚可，治疗才可用柴胡剂，但也必须兼顾少阴体质。轻则在小柴胡汤的基础上加附子等温阳之品，重则小柴胡汤必去黄芩，防其伤败中阳，再加入附子等治疗。

● 小结：少阳与太阴合病的治疗经验

（1）少阳郁热证兼太阴病腹痛有拒按者，属于少阳病兼太阴病的实证者，治宜小柴胡汤合桂枝加大黄汤。

（2）少阳郁热证兼腹痛有喜温喜按者，属于少阳病兼太阴病的虚寒证。其中，脾阳虚轻者，治宜小柴胡汤去黄芩加芍药；如脾阳虚较重者，治宜小柴胡汤去黄芩合小建中汤或合附子理中汤；如脾阳虚严重或兼少阴病者，宜先从太阴少阴论治，方如小建中汤、理中汤甚至是四逆汤等，待阳复后，再从少阳论治。

（3）少阳郁热证兼太阴脾阳虚，但并无腹痛者，治宜柴胡桂枝干姜汤。

（4）少阳郁热证兼胃脘痛者，则多属少阳病兼阳明病的虚寒证，治宜小柴胡汤合桂枝加芍药汤，但不必去黄芩。因为胃痛而腹部不痛者，只有胃阳虚寒证，即便有脾阳虚证，必也不明显。若兼有腹中痛者，则脾阳虚必较重，如果再误用黄芩等大苦寒药，极有伤败脾胃阳气，导致脾胃元气败亡，甚至脾肾阳气亡脱的危险。所以少阳病兼有明显腹中痛者，用小柴胡汤治疗时，必须去黄芩。

第十一章

三泻心汤证、芩连姜参汤证
——少阳邪热内陷，脾胃虚寒

【本章概要】

一、三个泻心汤证共同的核心病机

关于三个泻心汤证的病机，众说纷纭。或将三个泻心汤证笼统讲为"寒热错杂，中焦痞塞"，或认为是"湿热中阻"，争执不一，实则盲人摸象，失之片面。本文将从《伤寒论》的原文出发，结合临床实践，详细论述三泻心汤证的核心病机。

二、三泻心汤不用柴胡之秘

三、三泻心汤均不宜加白术、茯苓及酸敛止泻药之秘

四、三泻心汤证的病机要点鉴别

张仲景行文严谨，组方精当。三个泻心汤证药物极其相似，却分列三方，这说明三者的病机及辨证要点有很大的不同。

五、三泻心汤的临证心得

六、论腹泻的寒热辨识经验

七、干姜芩连人参汤证与半夏泻心汤证的鉴别

八、治"食入口即吐"的诸方证比较

九、干姜芩连人参汤证的临证心得

（附：其他名家干姜芩连人参汤验案）

第一节　论心下痞之成因
——三泻心汤证的核心病机

● **《伤寒论》第 151 条**

脉浮而紧，而复下之，紧反入里，则作痞。按之自濡，但气痞耳。

条文解读

1. 张仲景行文习惯，"紧脉"与"弦脉"不分，常以"脉浮"指代太阳病表邪不解，以"脉浮紧"指代太阳伤寒证。**"脉浮而紧"，是"脉浮"与"脉紧"并列，意指有两个病证。**

2. 再从"脉浮而紧，而复下之，**紧反入里，则作痞**"，下之后成半夏泻心汤证，治疗必用清少阳邪热的黄芩，则此**"脉紧"应该是指少阳病的脉弦紧。"脉浮而紧"，实指太阳与少阳合病**。由于是太阳与少阳合病证，所以误下后才会出现少阳邪热内陷胃肠，而成三泻心汤证。

3. 此"脉紧"，应该是指少阳病的左关脉弦紧。因为如果是指右关脉弦紧的话，则其人必有脾胃虚寒的体质。那么"脉浮而紧"，就是指代外有太阳病，内有脾胃虚寒体质之人，误用泻下药后，绝对不会形成寒热错杂的三泻心汤证，只会形成脾胃虚寒的桂枝人参汤证，或者脾肾阳虚的四逆汤证。

191

4. 如果再结合第 151 条来看，外感病出现的泻心汤证，多是太阳与少阳合病证或是小柴胡汤证，经过误下所致，**即少阳邪热内陷胃肠是心下痞证的主要原因。**

5. "**紧**反入里"，不是**浮**反入里。显然此"脉紧"，确实是暗指少阳邪热入里，是三泻心汤证产生的关键因素。正因为外感病误下，脾胃虚损后，少阳邪热就易于内陷胃肠。**胆热犯胃**，胆胃郁热，气滞于心下，故"心下痞，按之自濡，但气痞耳"。

6. 后世医家均认为"心下痞"，就是指心下胀满，我认为此说欠妥。因为在张仲景的书里，"满"是满，"胀"是胀，"痞"是痞，分得很清楚！**古汉语"痞"，是专指柔软的包块。**"痞"字，是病字头加"否"，"否"就是不通的意思。心下痞，就是心下（胃中）有一堵塞的气块，故"按之自濡"。

7. 我有一硕士同学，他食欲特别好，脸上的青春痘多，皮肤火疖多，他的心下就有鼓起如拳头大一个包块，按之濡软，他就是典型的心下痞。临床上，我们用三泻心汤治好了很多心下有痞块的疾病，可以佐证。当然，痞块在内，可大可小。如果痞块不大，外观不可见。如果留心触摸心下，或者做西医的检查，或者询问患者，多确有心下包块的存在。

总之，本条文的意义在于，**揭示心下痞的成因，多为太阳少阳合病，经误下后，少阳邪热内陷胃肠所致**。

第二节　半夏泻心汤证

●《伤寒论》第149条

伤寒五六日，呕而发热者，柴胡汤证具，而以他药下之，柴胡证仍在者，复与柴胡汤。此虽已下之，不为逆，必蒸蒸而振，却发热汗出而解。若心下满而鞕痛者，此为结胸也，大陷胸汤主之。但满而不痛者，此为痞，柴胡不中与之，宜半夏泻心汤。

半夏泻心汤方

半夏（洗）半升　黄芩　干姜　人参　甘草（炙）各三两
黄连一两　大枣（擘）十二枚

以水一斗，煮取六升，去滓，再煎取三升，温服一升，日三服。

条文解读

1. 第149条和第151条，都明确地告诉我们：外感病中，少阳证误下，是造成心下痞最常见的原因。这就不难理解为什么半夏泻心汤等方证都有心下痞，都必须用清少阳胆热的黄芩。**正因为少阳邪热已完全内陷，入于胃肠之中，已经再无有外透之机，故半夏泻心汤等三方，都以小柴胡汤为基础，而且都去掉升散外透的柴胡。**

2. 小柴胡汤证误下后，有三种不同的转归：

（1）误下损伤中气，少阳证仍在者，仍宜小柴胡汤治疗。由于误下后中气受损，所以服用小柴胡汤期间，部分患者会有寒战而解的过程。

（2）误下后，少阳邪热内陷于胸，与胸中的痰水相结，成结胸病，治宜大陷胸汤。

（3）误下后，少阳邪热内陷入于胃肠，与胃中的痰湿相结，成心下痞病，治宜半夏泻心汤类。

少阳邪热内陷于胃肠，易出现胆热犯胃，而见呕吐、心下痞，易出现胆热乘脾而肠鸣下利，故治宜半夏泻心汤。此"宜"字，暗含三泻心汤均有可能。

●《金匮要略·呕吐哕下利病脉证治》

呕而肠鸣，心下痞，半夏泻心汤主之。

条文解读

此言**内伤杂病**之中，也有半夏泻心汤证。并补充了半夏泻心汤证的三大常见主症：**呕吐、心下痞、肠鸣下利**。其中心下痞，是重要的主症。

一、病机要点及方药解析

半夏泻心汤，是由小柴胡汤去柴胡、生姜，加干姜、黄连而成。

1. 胆热犯胃，胃气上逆（心下痞满、呕吐、泛酸、嗳气）。故用黄芩清泻胆火，防止胆火犯胃。

2. 脾胃虚寒，胆热易乘脾（面黄、怕吃寒性食物、肠鸣、下利），故用人参、甘草、大枣补益中气，健脾养胃；用干姜温中散寒，防止黄芩清热消炎有损伤脾阳之弊。

3. 胆热犯胃，**胃虚易生痰，痰气上逆**，故用半夏化痰降逆，兼以和胃止呕。

4. **少阳内陷之热邪，易与脾虚内生之痰湿相合，形成湿热留中**。其中，湿热上熏，易见心烦、失眠、烧心、口腔溃疡、口干、口臭等；湿热中阻，易见脘腹胀满、食入不化、恶心呕吐、泛酸烧心等；湿热下流，易见肠鸣、腹泻、大便溏稀、小便黄浊等。

故加黄连配黄芩清热燥湿。黄连，苦能燥湿止泻，寒能清热，上清心火，中清胃热，下清肠热，故胃肠之湿热证，最宜用黄连。

5. 半夏泻心汤之所以用小柴胡汤去柴胡、生姜，是因为柴胡、生姜辛散透邪外出。**而本证的少阳邪热，已经完全内陷入胃肠，不再有外透之机，只能从胃肠道再给予清除**。如果仍用柴胡、生姜，强行外透，反而不利于胃肠湿热的清除，是欲速则不达。

6. 需要强调的是，半夏泻心汤证的下利，**主因是胆热下迫大肠（或曰乘脾），也就是说胃肠湿热炎症是疾病的主要矛盾，而脾胃气虚、脾胃虚寒是疾病的次要矛盾**。故半夏泻心汤是以黄芩佐黄连，清燥湿热为主，配以理中汤去白术，补脾温中为辅。由于白术有补脾气、升清阳、止泻留邪的弊端，不利于胃肠湿热邪毒的完全清除，故去白术。（关于误用术苓及酸敛止泻药的危害详见于后）

二、临证心得

外感病见半夏泻心汤证，多因小柴胡汤证误下后，损伤了脾胃的阳气，从而使少阳邪热内陷入胃肠所致。故主症常有心下痞（胃胀或有包块）、恶心呕吐、肠鸣、下利等症，病机主要与胆热犯胃乘脾有关。

临床运用，须抓住以下三个要点：

1. **胆热犯胃**：如胃胀（心下痞），食物难以下行，泛酸烧心，恶心呕吐，嗳气，呃逆。

2. **脾胃虚寒**：如脘腹怕冷喜暖，饮食不慎容易腹泻便稀溏，舌体胖大，舌苔黄腻。

3. 主症为**心下痞满**为特点，可以外见有包块，也可以内查有包块。

三、医案举隅

医案一：胃炎、胃胀痛

张某，女，40岁，1992年就诊。长期胃胀痛，吃凉性饮食胃痛，吃热性的食物也胃痛，时有泛酸烧心，舌苔黄厚腻，舌下瘀，两关脉弦滑有力，腹肌无拘急发硬。

辨证分析：

（1）胃脘部（心下）胀满，胃部既怕热又怕寒，认定必有寒热之邪错杂在心下。

（2）久病不愈，必有胃气虚。

（3）舌苔黄厚腻，必夹痰湿。

（4）综合前三点必有半夏泻心汤证。

（5）胃脘部胀满，但腹肌按之无拘急发硬，排除大柴胡汤证。

（6）因有胃痛，舌下瘀，考虑病久入络，有瘀血内阻，故加了失笑散。

（7）有泛酸烧心，故合用左金丸。

拟方：半夏泻心汤合左金丸、失笑散加减。

姜半夏 15g　　　黄芩 10g　　　干姜 10g　　　党参 10g

| 炙甘草 10g | 黄连 3g | 大枣 15g | 吴茱萸 1g |
| 蒲黄 10g | 五灵脂 10g | 蒲公英 15g | |

3 剂，水煎服，日 1 剂，分 3 次服。

这是我第一次用半夏泻心汤治病，3 日后，患者反馈特别有效。此病是"心下痞伴痛"，胃炎病久入络，有瘀血在里，故有胃痛。后来守方继续服药 15 剂，经期嘱服逍遥丸，每日 3 次，每次 9 克，停中药。随访多年，胃痛病未再出现。

医案二：胃炎厌食、失眠

我表哥，孙某，40 岁，1992 年就诊。有慢性胃病多年，纳呆，一吃东西就胃胀，平时胃肠怕凉，时有肠鸣，大便溏黏臭而不爽，常心烦，失眠，舌苔白腻厚。

辨证分析：

（1）心下痞，按之不痛，时有肠鸣，便溏，两脉弦滑较有力，"呕""肠鸣""心下痞"三症占有两个最重要的主症，必有半夏泻心汤证。

（2）因舌苔太厚腻，纳呆，必有食积不化，加山楂、神曲助消化。

拟方：半夏泻心汤加减。

姜半夏 30g	黄芩 10g	黄连 3g	干姜 10g
党参 10g	炙甘草 10g	大枣 15g	神曲 10g
山楂 10g			

5 剂，水煎服，日 1 剂，分 3 次服。

效果反馈甚好，失眠好转，食欲佳、胃胀消失。患者继续再服此方两周巩固，随访多年，胃部基本上没有大的不适。

医案三：胃炎糜烂

汪某，男，50岁，西医老师。长期胃部不舒，稍进食油腻辛辣或者饮酒后，必发胃部胀满难受，泛酸，大便长期溏黏不爽，臭秽难闻，口臭口干，疲倦乏力。

辨证分析：

（1）长期胃肠不适，必有胃气虚。

（2）口臭口干，大便臭秽，苔黄，进食辛辣加重，故必有胃热。

（3）大便溏黏，舌苔厚腻，乏力明显，进食油腻酒类，胃肠不适加重，必有痰湿困脾。

（4）综合上三点有半夏泻心汤证。

（5）因有泛酸，故合左金丸。

拟方：半夏泻心汤合左金丸。

黄连 3g	黄芩 10g	干姜 10g	党参 10g
炙甘草 10g	姜半夏 30g	大枣 15g	吴茱萸 1 g

7剂，水煎服，日1剂，分3次服。

1周后胃肠诸症尽除，前后服药15剂，胃病从而完全治愈，此后饮酒食辛辣油腻均未复发。

医案四：胃炎、十二肠溃疡

宋某，男，36岁，黄州人，2004年左右就诊。长期胃胀不适，尤以饮啤酒后更明显，吃辛辣食物也有胃胀，常有泛酸烧心，纳呆，疲乏无力明显，时有腹胀肠鸣、呃逆，大便时溏黏臭秽不爽，时溏稀不臭，脘腹部怕冷，即便是夏季必盖被保暖，面色黄暗，形体肥胖，冬季尤为怕冷。

脉诊：左脉弦滑芤大；右脉关弦滑按之芤，尺脉弦芤。

望诊：舌苔白厚腻，舌质淡红，舌下稍瘀。

触诊：腹部触诊阴性。

辨证分析：

（1）长期胃胀便溏，必有中气虚；面色黄暗，冬季手足冷，脘腹部怕冷，脾肾阳虚。（四逆汤证）

（2）进食辛辣胃胀加重，烧心，大便时臭秽黏，右关脉滑，必有胃热。

（3）泛酸，呃逆，大便不爽，胃胀，左关脉弦滑，胆热犯胃，胆胃气逆。

（4）纳呆，大便溏稀，舌苔白厚腻，疲乏无力，进食油腻啤酒，胃肠不适加重，必有痰湿困脾。综合呃、痞、利、肠鸣四症，必具半夏泻心汤证。

（5）因有泛酸，故合左金丸。久病必瘀，舌下瘀，故加莪术以化瘀。

拟方：半夏泻心汤合左金丸合四逆汤加减。

黄连 3g	黄芩 10g	干姜 15g	党参 10g
炙甘草 10g	姜半夏 30g	大枣 15g	吴茱萸 1g
炮附子 30g	莪术 10g		

7 剂，水煎服，日 1 剂，分 3 次服。

结果：1 周后纳呆乏力胃胀明显好转，腹部已经不冷。续方再服 15 剂药，诸症尽失，舌苔转为薄白苔，舌质转红，精力充沛，面色仍稍暗，时有眼干头晕，左脉弦滑芤大，按之稍软，是肝肾阴血虚不足，而右脉关转缓滑，胃病基本治愈。

善后：归芍六君子汤合左金丸为散剂，坚持服药 3 个月巩固，每天 1 次，每次 3 克。

当归 10g	白芍 10g	姜半夏 10g	陈皮 3g
党参 10g	茯苓 10g	白术 10g	生姜 10g
大枣 10g	黄连 2g	吴茱萸 1g	三七 1g

补骨脂 15g

结果： 随访至今胃肠未见如何不适，精力充沛，气色较红润。

按语： 半夏泻心汤证，临床上不论是什么疾病，但见"呕痞利"者，必有显效，由于此类病例太多，无法一一列举。

医案五：慢性肝炎、黄疸

黄某，女，54岁。慢性乙肝多年，近期肝功能异常，转氨酶升高，巩膜发黄，小便黄少，胃胀痞满，纳呆，厌油腻，稍有恶心，舌苔黄厚腻，两脉弦滑，患者平时尚有慢性胆囊炎病史，长期服用消炎利胆片，故常有大便稀溏，肠鸣。我辨证为半夏泻心汤证，予半夏泻心汤原方加茵陈以利胆退黄，因其舌苔厚腻纳呆，故加山楂、神曲消食开胃。此方服1剂后即见胃胀纳呆好转，1周后黄疸迅速消退，转氨酶正常，患者反映效果很神奇。

按语： 黄疸病不是一定要用治黄疸的专方治疗。辨证论治很重要。

第三节　生姜泻心汤证

●《伤寒论》第 157 条

伤寒，汗出解之后，胃中不和，心下痞鞕，干噫食臭，胁下有水气，腹中雷鸣下利者，生姜泻心汤主之。

生姜（切）四两　甘草（炙）三两　人参三两　干姜一两　黄芩三两　半夏（洗）半升　黄连一两　大枣（擘）十二枚

上八味，以水一斗，煮取六升，去滓，再煎取三升，温服一升，日三服。附子泻心汤，本云加附子。

条文解读

1."伤寒，汗出解之后，胃中不和"，结合后述诸症，可以判断此病之症，也是少阳邪热内陷胃肠所致。

2."干噫"，就是嗳气。"干噫食臭"，就是嗳气之中带有食物的气味，如吃肉就嗳气中带有肉的气味，吃蔬菜就嗳气中带有蔬菜的气味。

一般来说，胆热犯胃，胃气上逆，口中可有异味，如口苦、口臭等。**如果胃中停饮，再有胆火犯胃，胃气上逆时，则患者嗳气之中常会带有食物的气味。所以"干噫食臭"，其实就是生姜泻心汤证很重要的辨证要点之一！**

3."胁下有水气"，是指胁下有水饮流动的感觉。"腹中雷鸣"，一是说明少阳胆热较重、胆经风火乘脾，二是脾胃虚寒停饮，两者共同导致了肠道积气积液过多，肠鸣音亢进。

4."心下痞硬"，少阳胆热犯胃，夹痰饮郁气，郁阻于胃，故心下痞硬。

5."心下痞硬""干噫食臭""胁下有水声""下利""腹中雷鸣"，其实都是少阳邪热内陷胃肠，胆热犯胃乘脾，兼胃肠停饮所致。

一、病机要点

1. 少阳胆火，内陷胃肠，胆火乘脾犯胃

因有胃气虚弱，胆火易上犯胃，故常有嗳气、心下痞；因为有脾阳虚，胆火易下乘脾，故常有肠鸣、下利。所以少阳胆火犯胃，是造成胃肠炎症的主要原因，临床检查也发现患者的胃肠黏膜多见充血、水肿、

糜烂。

2. 脾虚不运，痰饮内停

脾虚运弱，兼胆火乘脾，故痰饮内生。胆火夹痰饮，上阻于胃，则心下痞而硬；夹水饮上逆，则干噫食臭，胁下有水气；胃肠积气积液过多，则腹中雷鸣；胆火下迫大肠（胆火乘脾），则肠鸣下利。

生姜泻心汤证与半夏泻心汤证的病机基本相同，**不同之处是生姜泻心汤有明显的水饮内停证，以此为辨**。

二、方药解析

1. 因为少阳胆热内陷胃肠是造成的胃肠炎症的主因，所以用黄芩清胆火，用黄连清胃肠之湿热。黄连、黄芩，苦能燥湿，能止热性的腹泻；寒能清热而消炎。**胆热郁火是造成胃肠道炎症的主因，故黄芩的用量是黄连量的三倍。**

2. 因有脾胃气虚，胆火才能犯胃乘脾，故加人参、甘草、大枣补脾胃元气之虚；痰饮内停，兼胃气上逆，故加半夏、生姜化痰饮，和胃降逆。因为脾胃虚寒，是痰饮内生的关键因素，故加干姜配生姜温中化饮；干姜配党参、炙甘草温补脾胃，以消除胃肠的积液停饮。

3. "干噫食臭""腹中雷鸣""胁下有水气"，说明不仅有胃肠黏膜的炎症充血，还有胃肠道黏膜的严重水肿和胃肠道里的积液积气。总属**胆经风火鼓动，气郁水停，气过水声亢进。本方重用生姜，其用有三：①生姜配黄芩，开郁散风而清热，加强消炎；②生姜配半夏，加强化痰饮，降逆止呕；③生姜配干姜，加强温中散寒化饮。**

三、鉴别：生姜泻心汤证与藿香正气散证

1.感冒受凉之后，出现呕吐、腹痛、腹泻等胃肠炎的表现，或兼有表寒证，如果大便常规检查没有红白细胞，临床也没有腹泻急迫、喷射、里急后重等热性腹泻的特点，就说明这种急性胃肠炎症没有急性的细菌感染。针对这种胃肠症状，最宜用藿香正气散治疗。

2.如果急性胃肠炎的患者，大便常规检查有红白细胞、有脓细胞，肛门发红、发烫、腹泻急迫、量少而喷射等热性腹泻的特点，就属于细菌性感染性炎症。治疗就必须用芩连等消炎杀菌药，绝对不宜用藿香正气散治疗，否则一定就会加重病情。

四、医案举隅

医案一：肾癌

朋友的亲戚某女，黄州人，50多岁。2005年左右确诊肾癌，已在武汉协和医院肿瘤分院住院化疗几个疗程，病情不见好转，反而肿瘤长大迅速，故出院来我家里就诊。上腹部可触及一巨大的肿块，如手臂粗大，按之不痛，在肿瘤与心下之间有缝隙间，常有咕噜咕噜的肠鸣声，化疗后有明显的恶心，口干苦，不欲饮食，胃部撑胀，食后常有嗳气，有进食物之气味，大便稀溏，时有腹泻稀便。面色黄暗，神情焦虑，失眠心烦。

脉诊：脉两关弦滑按之芤，左脉按之兼有涩弱。

望诊：舌红苔黄厚腻，舌下瘀。

触诊：心下腹部触及巨大痞块，按之不痛。

辨证分析：

（1）心下腹部触及巨大痞块，按之不痛，符合"心下痞硬"。

（2）食后常有嗳气有进食物之气味，正是"干噫食臭"，此症是生姜泻心汤证的特征性症状。恶心，口干苦，不欲饮食，胃部撑胀，肠鸣辘辘，大便稀溏，时有腹泻稀便，面色黄暗，神清焦虑，失眠心烦，均是胆胃不和，胆热犯胃乘脾的表现，完全是生姜泻心汤证的典型病证。

（3）有左脉按之涩弱，舌下瘀，腹部触及巨大肿瘤，确诊有肾癌。此乃兼有血瘀癥积。

拟方：生姜泻心汤加减。

鲜生姜 15g	黄连 3g	黄芩 10g	干姜 3g
人参 10g	炙甘草 10g	姜半夏 15g	大枣 15g
鸡内金 6g	山楂 10g	当归 10g	炮附片 15g

5剂，水煎服，日1剂，分3次服。

服药1周后，胃部症状有好转，续方再服15剂药后，诸症明显好转，心下肿块似有减小。

五诊改：归芍六君子汤合下瘀血汤加减。

三棱 10g	莪术 10g	酒大黄 3g	桃仁 6g
土鳖虫 6g	生水蛭 6g	白芍 10g	姜半夏 10g
陈皮 3g	人参 10g	茯苓 10g	白术 10g
生姜 10g	大枣 10g	补骨脂 15g	炮附子 10g
当归 10g			

3剂，水煎服，日1剂，分3次服。

嘱：此药比较峻猛，服药后可能会出现消化道出血之可能。如果见大小便出血，是机体排出瘀血的有效反应，不必惊慌。如果有效，请继续服药。

结果：患者在服药 1 个月左右时，果然出现了消化道大出血，患者很惊恐，随即住黄冈市中医院按照消化道出血收入治疗。并停用所有中药。住院 1 个月期间，患者自己触摸腹部肿瘤明显缩小，不易触及。故主动要求 B 超复查，结果大大出乎所有人的意料，肾脏肿瘤消失了！患者及家属反思我之前的叮嘱，认为应该是中药起了主要作用，所以决定又继续服中药治疗。但由于住院期间医生的意见不同，患者及家属都曾埋怨指责我，所以不好意思再来求诊，改由其他中医治疗。我知道此事时已是 2008 年左右，遂建议患者可以继续找我就诊，朋友说他们不好意思再来了。

医案二：慢性胃炎、顽固性胃痛

我在博爱堂出诊的时候，有个年轻的女患者李某，37 岁，因为胃肠炎在北京请很多大夫治，但两年多来都毫无寸效。主诉：胃胀，泛酸烧心，大便容易溏稀，嗳气有食物气味，畏食凉食，性急善怒，时有胁下偏痛，口干苦，心烦眠差。查阅病历，发现之前有专家多次用过半夏泻心汤治疗，效果不明显。

脉诊：右脉弦细，左脉关弦滑而弱。

望诊：舌质淡红略暗苔薄。

辨证分析：

（1）胃胀，泛酸烧心，便溏，嗳气有食物气味，畏食凉食。（生姜泻心汤证）

（2）性急善怒，时有胁下偏痛，口干苦，心烦眠差等症，考虑还有肝郁证。

拟方：用生姜泻心汤加柴胡 10g，7 剂。

结果：一点效果都没有。

二诊：意识到了生姜泻心汤证本身也有胁下有水气，而且此病，邪已经完全入胃肠之里了，再用柴胡剂外透，反而不利于邪气从胃肠清除彻底，我就把柴胡剂去掉，直接用生姜泻心汤原方。

拟方：生姜泻心汤。

鲜生姜 12g   黄连 3g   黄芩 10g   干姜 3g

人参 10g   炙甘草 10g   姜半夏 15g   大枣 30g

7 剂，颗粒剂，日 1 剂，分 2 次服。

患者吃完这 1 周药后，几乎所有的症状都消失了。可见加柴胡与不加柴胡，是有区别的，所以这个方，不能随便乱加减。加了柴胡之后，它就想提邪朝表走，本来这个邪已经归入胃肠了，只能从里治，不能从表治，所以加减是要慎重的。

医案三：慢性肠炎、顽固性腹泻

赵某，东北人，男，60 岁。因患慢性肠炎，间断就诊中西医近 30 年，毫无效果。胃胀，腹泻一日 5～6 次，肠鸣亢进，时而喷射，时而稀糊状，时而溏黏不爽，因进食不同而异，长期消化不好，嗳气每有食物气味，吃牛肉就用牛肉气味泛出，吃青菜即有青菜气味泛出，既怕吃辛辣又怕吃凉性食物，时有口腔溃疡，时有口干苦，面黄形体消瘦。查阅病历，多为中医高手均以半夏泻心汤加减治疗，稍有小效，终不能治愈，此次是特地来找北京某知名教授就诊，我当时在场。以我的经验，此病必用生姜泻心汤治疗。但某教授是以苓桂术甘汤加减治疗，可想而知也是必然无效。

按：此证临床常见，其病机症状与半夏泻心汤相似，但患者常有嗳气有食臭和水饮内停见症，这是其显著特征。但很多中医伤寒大家也不识此证，所以导致患者久治无效。

医案四：糖尿病

这是我一学生介绍的糖尿病患者，她之前在某著名中医专家处就诊，服中药几个月效果不佳。患者主诉：空腹血糖 19mmol/L，未服降糖西药，平时常有干噫食臭、胃胀、反酸、烧心、口疮、肠鸣、腹泻等症，舌脉已记不清，当时认定是一典型的生姜泻心汤证，于是就给开了生姜泻心汤的原方。

鲜生姜 12g	黄连 3g	黄芩 10g	干姜 3g
党参 10g	炙甘草 10g	姜半夏 15g	大枣 15g

7 剂，水煎服，日 1 剂，分 3 次服。

服药 1 周后，血糖下降了 8mmol/L，各项症状都有显著的改善。复诊原方继续，血糖虽继续下降，但下降的幅度每周只有 1～2mmol/L。后由学生继续根据脉证调整，据反馈血糖正常后，未再服药。

医案五：慢性胃肠炎

余某，男，39 岁。慢性胃炎多年，胃脘胀满，触摸时常有物如鹅蛋大，嗳气有食物气味，时呕吐酸苦稀水，肠鸣辘辘，大便时稀水，时溏臭而黏喷，纳差，面苍黄，眼睑略浮肿。左脉关弦滑，右脉关弦滑无力，舌淡红苔黄滑润。辨为脾胃虚寒，胆热犯胃乘脾，兼水饮内停。拟方生姜泻心汤原方，7 剂诸症大减，再 14 剂而愈。

医案六：慢性胃肠炎

孙某，男，45 岁。既往有慢性胃肠炎十余年，饮食稍有不慎，即发作胃痞满，嗳气频有食物气味上泛，纳差，时常腹泻水样便，日 3 至 5 次，肠鸣辘辘，身边人都能听见其肠鸣之声，腹部怕冷，口时有干苦但不思饮。舌淡红苔黄白而腻，左右关脉均弦滑。辨为生姜泻心汤证。

拟方：生姜泻心汤。

| 鲜生姜 12g | 黄连 3g | 黄芩 10g | 干姜 3g |
| 党参 10g | 炙甘草 10g | 姜半夏 15g | 大枣 15g |

7 剂，水煎服，日 1 剂，分 3 次服。

结果： 1 剂即病证大减，7 剂而诸症尽除。嘱继续巩固 2 周。改服归芍六君子汤加减而痊愈。随访 10 余年未再复发。

医案七：全身水肿

郝某，女，67 岁。2013 年 12 月 16 日因全身肢体浮肿、高血压收住北京护国寺中医院。主管大夫曾用真武汤加味数剂无效，故邀我会诊。

12 月 21 日初诊：患者全身肢体浮肿，乏力，无神，面色晦暗，唇周青紫，胸闷，气短，心下痞满甚，按之不痛，纳眠差，小便短少，大便不畅，每日加服院内大黄苏打饼方能 2 日一行。脉沉紧，舌晦暗苔白腻。

辨证分析： 此虽脾肾阳虚，然中焦升降不利，气机不畅而致腑气不通，水饮停聚。急则治其标，拟生姜泻心汤以辛开苦降，调畅气机，荡涤水饮。

拟方： 生姜泻心汤。

| 生姜 15g | 姜半夏 30g | 干姜 15g | 黄芩 6g |
| 黄连 3g | 大枣 4 枚 | 炙甘草 10g | |

3 剂，水煎服，日 1 剂，分 3 次服。

结果： 服药后，大便通畅，已不胸闷气短，心下痞满明显缓解，纳眠增，唯水肿尚明显。

辨证分析： 二诊时气机已畅、腑气已通，此刻可与健脾温肾、温阳化湿之方。

拟方： 四逆汤合五苓散加减。

| 附片 60g | 干姜 15g | 桂枝 20g | 苍术 15g |

| 猪苓 12g | 泽泻 15g | 茯苓 20g | 车前草 10g |
| 吴茱萸 6g | 公丁香 5g | 甘草 10g | |

7 剂，水煎服，日 1 剂，分 3 次服。

结果： 1 周后，患者水肿已退，各症皆平。

按： 患者一派水湿之象，用真武汤似为对证，为何无效？患者虽有脾肾阳虚、水湿不化之本，然见心下痞，为中焦气机不利、腑气不通之证。仅与健脾温肾、化湿行水之法，故囿效。故先予生姜泻心汤辛开苦降，以调畅气机、消痞散结，继与温阳化气、健脾温肾之剂，故能取得满意疗效。

（学生顾然医案）

五、解析：三个泻心汤均不用"白术、茯苓"和"乌梅、石榴皮"等酸涩止泻药

1. 三个泻心汤证，都有胆热内陷胃肠导致胃肠湿热中阻，以及脾胃阳虚的病机共性。**胆热犯胃乘脾，是导致湿热中留的主因**，所以此类方证的患者，常有胃肠黏膜水肿、糜烂、充血严重，**用芩连清热燥湿消炎是根本**。

2. 由于白术是健脾升清的止泻药，**当胃肠道湿热重时，如果过早加入补脾升清的白术，一不利于湿热的清除，二也不利于胃气和降，容易闭门留邪**。所以这类湿热重的腹泻，不宜加白术补脾止泻药。茯苓是利尿去饮药，**由于此证中气不足，清气下陷也比较重，如果误加入茯苓等利尿下行的药，也是不利于脾胃元气的恢复**，所以也不宜用。

3. 同理，**胃肠湿热性的炎症重时，也不宜加入乌梅、石榴皮等酸涩收敛止泻药**，否则必定会闭门留邪，让湿热邪毒无法排尽，从而转为慢

性炎症，不能断根。

4. 对于麻黄升麻汤证，张仲景说"为难治"。此类胃肠道疾病，没有说难治，直接说"生姜泻心汤主之"。可见，对于这类病证的治疗，他是很有把握的，大概几剂药就能搞定！表明这个经验是非常成熟、可信、可靠的。

第四节　甘草泻心汤证

一、病机要点

●《伤寒论》第158条

伤寒中风，医反下之，其人下利日数十行，谷不化，腹中雷鸣，心下痞鞕而满，干呕心烦不得安，医见心下痞，谓病不尽，复下之，其痞益甚，此非结热，但以胃中虚，客气上逆，故使鞕也，甘草泻心汤主之。

甘草泻心汤方

甘草（炙）四两　黄芩三两　干姜三两　半夏（洗）半升大枣（擘）十二枚　黄连一两

上六味，以水一斗，煮取六升，去滓，再煎取三升，温服一升，日三服。（臣亿等谨按上生姜泻心汤法，本云理中人参黄芩汤，今详泻心以疗痞。痞气因发阴而生，是半夏、生姜、甘草泻心三方，皆本于理中也，其方必各有人参，今甘草泻心中无者，脱落之也。又按千金并外台秘要治伤寒惑食，用此方，皆有人参，知脱落无疑。）

按语：《金匮要略·百合狐惑阴阳毒病证治》甘草泻心汤方有人参三两，此条文的甘草泻心汤方应有人参无疑。

条文解读

1. 伤寒或者中风起病，如果病处于太阳病或者少阳病阶段，早用下法治疗，极易损伤脾胃阳气，并引邪内陷，郁而化热，为少阳之邪热。如此，则少阳邪热内陷于胃肠，就变为急性胃肠炎症。

2. 内陷之胆经风火，乘脾胃内虚，而乘脾下迫大肠，故"下利日数十行，谷不化"。

3. 与命门火衰的"完谷不化"相鉴别

伤寒或中风之起因，没有经过反复攻下，也不是大下之后，却出现了一天腹泻几十次，腹泻急迫，甚至于"谷不化"，吃什么就拉出什么，大便里全都是不消化的食物，也没有手足逆冷、脉微、沉细弱等少阴病的表现。说明此种腹泻的主要原因，是因为肠道有急性细菌性感染，也就是胃肠道有湿热性炎症存在，胃肠道黏膜有严重的充血水肿，所以胃肠道的吸收消化功能严重下降了。**这个"完谷不化"与命门火衰、火不生土的"完谷不化"，其性质实截然相反！**目前胃肠功能的严重低下，主要是因为胃肠道黏膜严重炎症充血水肿所致，所以这种肠炎的腹泻，消炎是最主要的。脾胃内虚是次要原因，适当兼顾即可。

4. "腹中雷鸣"，既反映了肠道的严重水肿，积液过多，也反映了胆经风火肆虐乘脾，下迫大肠，肠道细菌性炎症活跃的事实。**所以这个"腹中雷鸣"的重点，不是脾虚生饮（积液），而是胆经风火肆虐，炎症充血（郁火）严重，是其主因。**因此，这种腹泻不能加白术、茯苓健脾止泻，也不能加乌梅、石榴皮等酸敛止泻，否则会闭门留邪，造成细菌包裹，久伏胃肠，变成慢性炎症。

5. 胆火犯胃，夹痰气上逆，痰气火郁阻于心下，故其人"心下痞硬而满"，胃虽痞胀硬，但按之柔软，食物难下。胆热犯胃，还常有干呕、恶心、嗳气、打嗝、泛酸等胆胃郁热气逆的表现。胆热内陷于胃肠的炎症，必须用黄连，专入胃肠，以清热燥湿，更须加用黄芩，专入胆经，以清彻胆热风火。

6. 胆热之所以能犯胃，胃气必虚。胃气虚，就必须加人参、甘草、大枣，补益养胃气。

7. "心烦不得安"，邪热内陷胃肠，不仅有胃肠湿热炎症，还常有胆火扰心，故心烦。

8. "医见心下痞，谓病不尽"，医生误以为这种心下痞胀，是胃中有食积或邪热结于胃肠不尽，故"复下之"。因此，中气更虚，胆经风火肆虐更甚，故心下包块就更大，"其痞益甚"。所以说"此非结热"，只是因为"胃中虚"，胆火犯胃所致。

9. "心下"，是胃之上脘。"胃中"，是整个胃肠。胃中虚，就是中气大虚。脾胃之中气，能升清阳，而降浊气。如果中气大虚，清气不升，则下利腹泻，中气大虚，胃肠蠕动本弱，胃肠中浊气本难下降，如果再有胆经风火的鼓动，则更易上逆，而易见心下痞满。

外来的曰"客"。由于少阳胆经的风火，是外邪郁而化热所成。故胆火上逆犯胃，导致胃中浊气上逆，也称之为"客气上逆"。胆经风火上逆，犯胃"故使硬也"。

10. 故此病心下痞满的成因有二：①**中气大虚，清气不升，故浊气易上逆**；②**胆经风火犯胃，导致浊气上逆**。后世有的医家认为这个心下痞主要是因为胃虚所致，这是不准确的。仲景明确强调有"**胃中虚**"和

"客气上逆"两个因素，故使"硬"也。当然，如果没有胃气大虚，就不会有胆经风火肆虐这么严重。

二、方药解析

1.甘草泻心汤的组成与半夏泻心汤完全相同，病机也基本相同。所以方解基本同半夏泻心汤证。

2.所不同者，是因为中气大虚，故重用炙甘草，并且改方名为"甘草泻心汤"，可见炙甘草的作用很重要。**第一，炙甘草和人参一样也能补益中气，东垣言甘草能治"胃虚弱而痞"；第二，炙甘草甘能缓急迫，能缓解腹泻的急迫，减轻腹泻，因为腹泻太严重，也是导致中气大虚的主要因素之一，严重者还会脱水、休克、酸中毒。**所以对于这种严重的腹泻，炙甘草的作用仅次于消炎的黄连、黄芩，对于这种胃气大虚者，尤为重要！

三、医案举隅

医案一：慢性胃肠炎

周某，男，39岁。有慢性胃肠炎和口腔溃疡病史10余年。病起于10余年前的一次肠炎腹泻，经用抗生素加思密达止泻后，就遗留有长期腹胀便秘与腹泻便溏交替的问题。其后又用三黄片、牛黄上清片等治疗后，又转成反复胃胀、口腔溃疡。近年反复胃胀，口腔溃疡，腹泻，疲

213

乏无力。饮食稍有不慎，或腹痛、腹泻、肠鸣，或胃胀泛酸、口臭、口腔溃疡，因此长期服黄连上清片和维生素 B2，初用尚有效，久用几乎无效。每月发口腔溃疡 2～3 次，舌头及口腔黏膜多处淡红溃烂疼痛，饮食只能进流质清淡饮食，十分苦恼。

脉诊： 左右关脉弦滑，按之均有芤象。

望诊： 舌苔白腻，舌质淡红胖大。舌边及舌底黏膜多处大小不等的淡红溃疡面，面色黄偏暗。

触诊： 腹软，无叩压痛，肠鸣亢进。

辨证分析： 湿热中阻，脾胃气虚已久，胆经风火肆虐。

拟方： 甘草泻心汤加减。

炙甘草 15g	黄连 3g	黄芩 10g	党参 10g
干姜 10g	蒲黄 3g	姜半夏 15g	大枣 30g
三七 1g			

7 剂，颗粒剂，日 1 剂，分 3 次服。

二诊： 诉此方极其神效，服药当天，口腔溃疡疼痛即见减轻，胃部也无比舒适，以前每次服药口腔溃疡稍见减轻，而胃肠却异常不适，搞得人很疲劳，很焦虑。嘱守方，减化瘀药，加白芍、黄精，益气养阴，加强平息风火的功效，加减继续服药 1 个月。

拟方：

炙甘草 12g	黄连 3g	黄芩 6g	党参 10g
干姜 10g	姜半夏 15g	大枣 30g	白芍 10g
黄精 10g	蒲黄 3g		

结果： 此患者是朋友周某的朋友，多次询问，病情痊愈未复发。

医案二：口腔溃疡

姚某，男，46 岁，广东汕头人。反复口腔溃疡多年，平日食咸及辣味易发作。此次因饮食不慎而复发，伴有口臭，嗳气，小便黄，大便较难，日一行。素体怕冷，便溏，喜温饮温食。正值长夏，闷热潮湿，自觉时有头晕昏沉。体型胖，面色较白，舌质淡，苔白水滑。因网上问诊，脉诊、触诊缺如。

辨证分析：

（1）有口腔溃疡，食咸及辣味易发作，伴口臭嗳气等胆胃郁热之证。

（2）有反复发作，素体怕冷，体胖面白，舌质淡，苔白水滑等脾胃虚寒之证。

（3）《金匮要略》以甘草泻心汤治疗"狐惑病"，而该患者上有口腔溃疡，下有便溏，中有脾胃久虚而寒的病机，比较符合甘草泻心汤证的病机特点。

（4）时值长夏，闷热潮湿，小便黄，时有头晕昏沉，是病兼湿温时邪，困阻脾胃，清阳不升。

拟方：甘草泻心汤加减。

炙甘草 16g　　黄连 4g　　　黄芩 12g　　　姜半夏 15g

干姜 15g　　　党参 10g　　大枣 4 枚　　　西瓜翠衣 30g

滑石 10g　　　藿香（后下）4g 佩兰（后下）4g

3 剂，水煎服，日 1 剂，分 2 次服。

服完 2 剂，口疮即已，嘱其服完剩余 1 剂。随访 3 月，未复发。

（学生姚睿祺医案）

医案三：噤口痢（张德超医案）

滕某，男，7 岁。夏秋间患赤白痢。一医用逆流挽舟法，热虽减而

215

下红白冻积依然。五日来，日夜下达一二十次之多，腹痛，下痢红多白少。一医见其不欲食，疑为停食，复下之，病不减反增，呕吐频仍，不能饮食，举家惊惶，始来商治于余。察之两脉濡弱而右关独弱，舌苔白而质红，辨为胃气重虚，客气上逆，属噤口痢。治法：补中和胃，清化湿热。用仲景甘草泻心汤：

甘草 6 克，黄芩 6 克，黄连 3 克，制半夏 9 克，党参 9 克，生姜 6 克，红枣 3 枚。

连服 2 剂，呕吐下痢均减轻。以原方加减，续服 3 剂而安。

（载于《经方应用》1981 年版第 186～187 页）

医案四：不寐（李秀华医案）

张某某，女，58 岁，1989 年 6 月 14 日入院。患者四年来夜不能寐，每晚靠服用安定片或水合氯醛等西药维持才能入睡 2～3 小时，但稍闻声响便醒而不寐，屡治鲜效。近 20 天来彻夜不寐，虽加倍服用安定片亦目不能瞑，不得卧，心烦易躁，疲倦乏力，两目胀满而突，胸脘痞满嘈杂，口干苦，纳呆不食。症见身体消瘦，面色不华，舌苔黄厚，脉沉细。乃脾胃虚弱，寒热内蕴中焦，上扰心神所致。治宜调理中焦，开结除痞。初用归脾汤、安神定志丸等治疗不效。复以甘草泻心汤化裁：

甘草 18 克，黄芩、半夏、内金、陈皮、干姜各 10 克，党参 15 克，黄连 5 克，大枣 4 枚。

服药 1 剂，诸症皆除。

（载于《四川中医》1990 年第 5 期）

按语：《素问·逆调论》云："胃不和则卧不安。"本案中气虚弱，寒热错杂于脾胃，心神受扰而不寐。故伴有胸脘痞满、不食等症，正与甘草泻心汤"心下痞硬而满，干呕，心烦不得安"之证机相合。病起于胃中不和，故加陈皮、内金以助和胃、健胃之功。

（载于陈明主编《伤寒名医验案精选》1998 年版第 237 页）

四、谈腹泻的寒热辨证

《素问·至真要大论》说："暴注下迫，皆属于热。"意思是不管腹泻拉的清稀水，还是溏黏大便，**只要腹泻很急迫的、喷射性的，就是有热；**而寒性的腹泻，则不会那么急迫。所以如果腹泻，虽然拉的是稀水便，但溅得裤子上、便池上都有，是喷射性的，就肯定是有热的炎症所致。不能说拉出来的是清稀水便、夹杂有消化不全的食物，就是一定都是寒性的。

另外，**有些腹泻拉水泻便，但揩屁股发现屁股发红，揩屁股作疼，这也是有火的表现。**治疗就必须用有黄芩或者黄连清热燥湿消炎。

当然大便水泻，跟脾胃虚寒还是有一定关系的。**如果是稀水便，但拉得很急迫、喷射性的，虽然肯定有湿热，但这个湿热中，往往夹有脾胃虚寒的因素**，所以容易出现大便中的水液偏多，多要加入健脾温阳药，如用半夏泻心汤类证。

如果腹泻的大便比较黏厚，也是急迫、喷射性的，那就是纯粹湿热的多，只需要用含有黄连、黄芩的方子即可，如用葛根芩连汤证、黄芩汤证等。

第五节　干姜芩连人参汤证

一、病机要点

● **《伤寒论》第 359 条**

伤寒本自寒下，医复吐下之，寒格更逆吐下，若食入口即吐，干姜黄芩黄连人参汤主之。

干姜　黄芩　黄连　人参各三两

上四味，以水六升，煮取二升，去滓，分温再服。

条文解读

1. "伤寒，本自寒下"，患者原有虚寒性的便溏腹泻，今感寒邪起病。"医复吐下之"，医生又误用吐下之法，其结果是表邪易于内陷，脾胃阳气易于损伤。

2. 表邪内陷，如果从阴则化寒，就易出现桂枝人参汤证甚至白通汤证。临床上虽然脾胃偏虚寒之人较多，但如果不是阳气大虚、体质太差者，多易从阳化热，出现少阳邪热兼脾胃虚寒之柴胡桂枝汤证、柴胡桂枝干姜汤证，或邪热完全内陷胃肠的半夏泻心汤等证或干姜芩连人参汤证。

3. 伤寒误下后，如果表邪内陷入里，从阳化热，则易出现胆火上逆，胆热犯胃的上热证；又因误下损伤脾气，则常有脾脏虚寒的下寒证。如果上热太重，与下寒格拒，则表现为食入口即吐，此即是"寒格"证。下寒证，则多表现为腹胀、大便溏稀等。

4.干姜芩连人参汤证的病机特点，是胆胃火逆于上，脾阳虚于下，格拒进食，**但并无痰气火郁阻于心下，故无心下痞。**

二、方药解析

表邪内陷，从阳化热，出现了胆热犯胃，故用黄芩以清胆热；用黄连以清胃热，胆胃郁热得清，则胃气自降，呕吐自止。干姜配人参，温中散寒，补益脾气，如此上热与下寒消除，格拒自除。陈修园歌诀："芩连苦降藉姜开，济以人参绝妙哉，四物平行各三两，诸凡格拒此方赅。"此方是典型的清上温下方，其重点是清上而止呕。

三、治疗"食入口即吐"的名方鉴别

"食入口即吐"，是典型的**胃热气逆证**。

1.食积胃热致呕吐者，治宜**大黄甘草汤**。主药是大黄，泻胃火兼降胃气之上逆。

2.胆热犯胃致呕吐者，**治宜大黄黄连黄芩泻心汤**，此方用黄芩泻胆火，黄连清胃热，大黄清胃热兼降胃逆。

3.胆热犯胃，兼脾虚寒，寒热格拒致呕吐者，治宜**干姜芩连人参汤**。

4.后世的**苏叶黄连汤**，也是治疗胃热呕吐的有效方。此方用黄连以清胃热，用紫苏叶疏肝宣肺开郁，对肝郁化火犯胃的呕吐有效，王孟英用此方治疗湿热中阻的呕吐也有效。

四、鉴别：干姜芩连人参汤证与半夏泻心汤证

两者的基本病机近似，主要区别是：

1. 半夏泻心汤证，乃胃虚停痰，胆热犯胃，易夹痰气郁结于心下，故常有心下痞满。

2. 干姜芩连人参汤证，因为没有痰气郁结于心下，故虽有胆热犯胃，也不见心下痞满。 因为胆胃郁热较重，所以呕吐也重，表现为食入口即吐，故用黄连、黄芩各三两，加强清降胆胃郁热。因为有脾虚下寒，故用干姜温脾阳，治下寒，加人参补脾气之虚。药虽仅四味，却各奏其功。

五、医案举隅

医案一：慢性胃肠炎

某女，50岁左右，素有长期腹泻史，腹泻清稀水便，肠鸣，夏季时重，纳差，吃凉食后易腹泻，吃热食又易胃胀，时反酸烧心，恶心呕吐，牙痛，心慌汗出，口腔溃疡等，曾服黄连理中汤、半夏泻心汤等均效果不显。

初诊时分析其肠鸣腹泻清稀水便症状突出，又有反酸烧心等，辨为生姜泻心汤证，但服后效果不显；后又改投附子理中汤加黄连，仍无明

显疗效。

后仔细斟酌，其人上热与下寒均明显，平时并无心下痞满，于是改与干姜芩连人参汤，结果效如桴鼓、数剂收功。本案例确实很好反映了生姜泻心汤证等与干姜芩连人参汤证的区别所在。

医案二：慢性胃肠炎

一青年女性，有慢性胃炎多年，饮食不慎则易有反酸呕吐，食道烧灼感，易患口腔溃疡，时有失眠，怕吃凉食，吃后易腹痛腹泻，泻完痛消。初诊辨为半夏泻心汤证，但服后上火明显，大便喷射性溏稀，口腔舌面溃疡加重，舌红苔黄腻，遂于半夏泻心汤方中加蒲公英30g以图清热，仍然无效。后据其胃热与脾寒，分居上下，心下并无痞满，故改投干姜芩连人参汤，3剂后上热几乎尽退。可见半夏泻心汤证与干姜芩连人参汤证的临床病证特点不同，病机要点也不同，差之毫厘，谬之千里。

●附：其他名家干姜芩连人参汤验案

呕利痞（俞长荣医案）：

白叶乡林某，五十岁，患胃病已久。近来时常呕吐，胸间痞闷，一见食物便产生恶心感，有时勉强进食少许，有时食下即呕，口微燥，大便溏泄，一日两三次，脉虚数。我与干姜黄芩黄连人参汤。

处方：

横纹参15克，北干姜9克，黄芩6克，黄连4.5克，水煎。煎后待稍凉时分四次服。

服一剂后，呕恶泄泻均愈。因病者中寒为本，上热为标；现标已愈，应扶其本。乃仿照《内经》"寒淫于内，治以甘热"之旨，嘱病者购生姜、红枣各一斤，切碎和捣，于每日三餐蒸饭时，量取一酒盏置米上蒸，饭后服食。取生姜辛热散寒和胃气，大枣甘温健脾补中，置米上蒸，是取得谷气而养中土。服一疗程（即尽两斤姜枣）后，胃病几瘥大半，食欲大振。后病又照法服用一疗程，胃病因而获愈。

（《伤寒论汇要分析》1964 年版第 173 ～ 174 页）

按语：本证属上热下寒，如单用苦寒，必致下泄更甚；单用辛热，必致口燥、呕吐增剧。因此只宜寒热、苦辛并用，调和其上下阴阳。又因素来胃虚，且脉虚弱，故以潞党参甘温为君，扶其中气，药液不冷不热分作四次服，是含"少少以和之"之意。因胸间痞闷热格，如果顿服，虑药被拒不入。

（载于陈明主编《伤寒名医验案精选》1998 年版第 494 ～ 495 页）

吐血（黄德厚医案）：

曾某某，男，37 岁，1982 年 4 月诊。患者素有胃痛病史，曾经钡餐检查：胃小弯有蚕豆大小之溃病面。近半年来疼痛较频繁，两天前因陪客畅饮白酒及食香燥物较多，2 时许疼痛剧烈，旋即吐血，家人急延西医治疗，药用葡萄糖、止血剂等无效，即转诊于余。

症见：吐血量较多，色鲜红，伴少量血块，面色苍白，自汗，四肢欠温，呼吸微弱，舌红，脉沉细数，询之大便 4 日未解，脉证合参，此乃酒毒辛热之物损伤胃络，致阳明冲气上逆，出血不止，气随血脱之危候，亟宜止血救脱，攻下降冲法，即嘱用童便一盅顿服，方投干姜黄芩黄连人参汤加味。

处方：红力参（另浓煎服）20 克，黄芩、黄连各 9 克，干姜炭 4 克，大黄（后下）12 克。

水煎服 2 次，大便得通（黑色结便量多），血渐止，肢温汗收，仍守前方去大黄 1 剂，服后血止脉静气和而安。继拟调中护创之剂以资巩固，调理半载，经复查溃疡面愈合。

（载于《新中医》1990 年第 7 期第 43 页）

按语：（原按）本例胃阴素伤，现由饮食不当损伤胃络，大肠传导受阻，下不通势必冲气上逆，出血不止，导致气随血脱之危象，急取方中之人参补气生血以固脱，芩连伍大黄釜底抽薪降冲以止血，干姜炮黑，仍属温性，理应不用但与诸味相伍，用之不仅无，而且利于调中止血，并速用便一盅顿服，其功用《珍珠囊》谓"童便降火最速，由于出血大多与气火有关，降火即是止血"，与病机颇合，故用之取效。

（载于陈明主编《伤寒名医验案精选》1998 年版第 495 ～ 496 页）

第十二章

少阳温病、少阳湿温病条辨

【本章概要】

一、少阳温病的核心病机

二、少阳温病的第一方——升降散

三、少阳湿温病的主要病机特点

四、少阳湿温病的三个代表方——柴芩三仁汤、蒿芩清胆汤、柴胡达原饮

第一节　少阳温病概述

《难经·五十八难》说："伤寒有五，有中风，有伤寒，有湿温，有热病，有温病。"由于张仲景所处年代的五运六气不同，他接触到的疾病以伤寒和中风为多，温病较少，而湿温病就更少，所以《伤寒论》里对温病的论述不够充分，而对湿温病的论述则更欠缺。

结合后世医家和笔者的经验，个人认为，**温邪致病，容易火郁三焦，既可见气分热炽，也可热迫血分，并通过三焦系统，导致多系统脏器的炎症损伤**。

温邪发病，火郁三焦气分，宜按照六经辨证论治，属于少阳温病；如果热入厥阴血分，则属于厥阴温病，宜按照温病卫气营血辨证论治，多属于气营两燔证。临床上，多见于猩红热、麻疹、充血性结膜炎、回归热、出血热等感染性疾病和部分白血病。但是，无论是少阳温病还是厥阴温病，温热病的辨证，**均宜以六经辨证，结合卫气营血辨证为妥。治疗多宜升降散，或升降散合柴芩剂加减，总宜清宣透发气分和血分的郁热为要**。

第二节 少阳温病第一方——升降散

一、病机要点

升降散，原名"赔赈散"，出自《二分晰义》。温病名家杨栗山将其发扬光大，并改名为升降散。杨栗山在《伤寒温疫条辨》中总结其主治"温病……表里三焦大热，其证不可名状者，此方主之"，并列举了一系列的三焦郁火证。"大热"，即热毒重，往往既有血分的瘀热，也有气分的郁热。"其证不可名状"，是说三焦郁火的病证多端。

1. 升降散证的核心病机为——**三焦气分郁热，内迫血分**。

（1）火郁在里（血分和气分），导致卫分营分郁滞。临床可见：头痛如破，腰痛如折，一身骨节酸痛等类似的表证，虽有表证，实无表邪。

（2）少阳郁火，乘脾犯胃。临床可见：腹痛雷鸣，吐泻无度等。

（3）三焦郁火，内迫血分。临床可见：斑疹杂出，二便下血等。

（4）火伏于里，阳气郁遏，不能外达。临床可见：四肢厥冷，身凉如冰，便清泻白，足重难移等。

2. 临床上，凡属温病见邪传少阳三焦，火毒由气分内迫血分，出现**发热、肝脾肿大、重度肝炎、白血病、血液三系减少、DIC等血分瘀热见症**，都宜以升降散加味治疗。

3. 方中**蝉蜕、僵蚕**为虫类药，外能入少阳经，透发气分的风热邪毒，内能入肝经的血分，透发血分的瘀热；**姜黄**，入肝经，功近郁金，既能通经化瘀，又能疏肝行气；**大黄**，既能入气分，清热排毒，又能入血分，引血分的瘀血热毒下降。全方合而**气血同清，调畅三焦的气机，透发厥阴血分与少阳气分的郁热毒邪，故为温病热毒内伏少阳三焦的第一妙方。**

二、辨证要点及加减

1.**急性感染性疾病**，见有火毒郁伏于少阳三焦的脉证者，详见上文。

2.有**艾灸史**的患者，尤其是有**肝郁血虚的女性**患者，艾灸之后常有火郁三焦和热伏血分的各种病证。由于艾灸能温通血脉，能迅速缓解患者身体冷痛的症状，当时感觉很舒服，所以很容易被患者认可。但长期来看后患很多，常有耗伤阴血和火伏三焦的弊端。张仲景早就明言"灸火虽微，内攻有力，焦骨伤筋，血难复也"。其危害甚大！

3.有长期**激素治疗史**的患者，尤其是白血病、慢性肾炎的患者，也可能会在病程中，出现热伏少阳三焦的病证长期使用激素，也会导致郁火内伏，煎熬阴血的诸多副作用。

4.火伏三焦的脉象特征：多见**脉沉而躁数有力，左关脉多见沉涩、沉弦、沉细弦**等。

5.火毒郁伏三焦，多伴**内迫血分的见症，如鼻衄、斑疹、二便下血、肝脾肿大、白血病三系减少、DIC 等。**

6.体征：多有**下腹部压痛**（厥阴经循行环阴器，抵小腹），提示有厥阴血分瘀堵；部分有**左胁叩痛**（左边主血分，肝胆经循行过两侧）。

7.**若兼少阳气分的郁热明显者**，常有右胁叩痛、左关脉浮弦滑、口干苦、淋巴结肿大、咽痛咽干、头昏脑涨等，宜加柴胡、黄芩兼清解少阳气分热。

8.**若兼有痰热结胸证**，如心下压痛、右关脉滑、口臭、便黏等，宜合入小陷胸汤。

三、医案举隅

医案一：咳嗽

刘某，男，9岁，6天前感冒后头疼发热，予艾灸，3天前出现咳嗽，刻下：咳嗽，鼻塞流黄涕，咽痛、太阳穴痛，乏力、纳差。平素脾气大，大便粗大，晨起小便黄。

脉诊：左弦滑缓，右弦滑偏数。

望诊：舌尖红，苔薄黄腻，扁桃体肿大。

触诊：右胁叩痛，淋巴结肿大。

辨证分析：

（1）感冒起病，反用艾灸治疗，此为火逆，火毒内迫血分。

（2）两脉弦滑，咳嗽，流黄涕，咽痛，太阳穴痛，平素脾气大，大便粗大、小便黄，舌尖红苔薄黄腻，扁桃体、淋巴结肿大，为火郁三焦。（1.2升降散证）

（3）虽有乏力、纳差，但是右脉弦滑偏数，此为实脉，为郁火在里，阳遏不达，非胃虚停饮。（加连翘）

（4）普通外感起病，病程短，右胁叩痛，病变主在少阳气分。（柴胡、黄芩）

（5）外感起病，刻下仍鼻塞，为肺气不宣。（紫苏叶）

治法：清透三焦郁热。

拟方：升降散加减。

酒大黄 3g	姜黄 3g	僵蚕 2g	蝉蜕 2g
柴胡 6g	黄芩 3g	紫苏叶 6g	连翘 6g

7剂，颗粒剂，日1剂，分2次服。

服后痊愈，随访无复发。

医案二：急性白血病

患者女性，25岁，急性白血病起病，刻下：发热持续38.1℃，体温成一条直线，恶寒发热无汗，无头身疼痛鼻塞，无咽痛咳嗽等，三系严重减少，已输血多次。腹泻，稀水便日十余次，无臭气，无里急后重，无肛门发热，小便量少。口渴喜热饮不多，口不苦，纳差，乏力。

脉诊：双脉浮弦细数，重按力减。

望诊：面色偏红，面色舌色无贫血貌。舌质红苔薄稍黄干。

触诊：上腹部和下腹部均有腹肌拘急压痛。

辨证分析：

（1）急性白血病起病，三系严重减少，双脉细数，上腹部、下腹部均压痛，舌红苔黄干，面色偏红，其核心病机为血分瘀热。

（2）虽然大便无臭气，也无里急后重、肛门发热等热象，口渴喜热饮不多，口不苦，纳差，乏力，似为阴证，却实为真热假寒，本质为血分瘀热，阳气不达。

（3）目前发热、脉浮，厥阴血分伏热有外透之机，当顺其势而外透血分之热，拟用**升降散**，并加强透邪之力。（荆芥、防风）

（4）口渴欲热饮不多，右脉浮弦细数重按力减，为气分有虚象。（党参）

（5）鉴别：发热无起伏，是无少阳证；腹泻无里热症，不考虑从阳明、少阳治，方如黄芩汤、葛根芩连汤、白头翁汤等。恶寒发热无汗，腹泻严重，此类似表证兼有腹泻无热症，从人参败毒散治法，逆流挽舟。（党参、荆芥、防风）

拟方：升降散加党参、荆芥、防风。

7剂，颗粒剂，日1剂，分2次服。

腹泻发热恶寒已愈。二诊，拟升降散加减，继续治疗白血病。

医案三：手足口病

宋某，男，4岁。患儿在暑期学习班学习期间，感染手足口病，咽痛无法下咽食物，只能吃流食，下唇有口疮，舌右边生疮，疼痛难忍，口苦，口臭，大便粗大，三日未大便，小便黄，口渴喜饮，双手脚起红色小疹点，早上吃东西呕吐过一次。

脉诊：右关脉弦滑，左关脉弦滑。

望诊：扁桃体红肿。

望诊：右胁下叩痛明显。

辨证分析：

（1）左关脉弦滑，咽痛，口苦，下唇有口疮，疼痛难忍，小便黄，呕吐，右胁叩痛明显。（小柴胡汤证）

（2）大便粗大，口臭，舌右边生疮，双手脚起红色小疹点，邪郁少阳三焦，有热入营分之势。（升降散证）

拟方：小柴胡汤加升降散。

柴胡 12g	黄芩 5g	姜半夏 8g	党参 5g
生姜 5g	大枣 10g	炙甘草 6g	姜黄 5g
蝉蜕 5g	僵蚕 5g	大黄 3g	

5剂，颗粒剂，日1剂，分2次服。

吃药第二天，手脚上的疱疹好转，咽痛好转，第三天开始孩子有点咳嗽，第五天时所有的症状都消失好转。

医案四：高热

赵某，男，2岁半。2018年9月4日上午无明显诱因出现高热

39℃，家属给美林一次后汗出，体温下降，午睡后再次发热至 39.5℃，给美林汗出，但体温不降，却出现腹痛，患儿母亲于晚 7 点左右微信向我问诊。刻下：发热 39.5℃，前额及太阳穴烫明显，汗出，腹痛，口渴喜饮，纳减，喜呕，无吐。

辨证分析：

（1）太阳穴烫，纳减，喜呕，为少阳郁火在经兼犯胃。（小柴胡汤证）

（2）口渴喜饮，前额发烫，阳明气分热显。（生石膏证）

（3）少阳证兼有腹痛，依小柴胡汤方后加减，去黄芩加白芍。

拟方：小柴胡汤去黄芩加芍药加生石膏，黄芩 5g 单包备用。

柴胡 12g	白芍 6g	生姜 5g	大枣 15g
姜半夏 8g	炙甘草 5g	党参 5g	生石膏 20

1 剂，水煎服，日 1 剂，分 2 次服，忌冷食辛辣油腻。

反馈：患儿母亲次日 5 点微信告知我：昨夜一直发热，凌晨 3 点左右呕吐一次，洗澡，又服了一次药，但还是发热，汗出，时有谵语，身抖，刻下体温 39.3℃。仔细询问得知：小便短少，大便未行，腹痛未发。

辨证分析：

（1）小便短少，大便未行，发热，呕吐等为热入少阳三焦。

（2）少阳阳明邪热波及营分，阴伤风动而现身抖，热扰神明而发谵语。

拟方：升降散合柴胡黄芩甘草汤加减。

生大黄 6g	姜黄 4g	蝉蜕 3g	僵蚕 3g
柴胡 12g	黄芩 5g	生石膏 15g	

1 剂，水煎服，日 1 剂，分 3 次服。另买一支开塞露备用，嘱咐药煎上后先给患儿用开塞露通便。

结果： 用完开塞露后患儿排除少量大便，服药 15mL 后半小时精神好转，体温 38℃，嘱咐 1 小时后再服药 10mL，一刻钟后测体温 37.3℃，但患儿头背汗多。嘱用面粉涂擦汗出多的部位，同时食用粳米粥补充津液，顾护胃气。

下午 6 点回访已经不发热，汗出少，并发来小孩玩耍的视频，精神很好。次日晚上回访，无不适，唯纳食不多，嘱继续食粥养胃。

（学生张鹏医案）

按语： 此案起病即为少阳阳明合病，阳明里热重，本应是小柴胡加石膏加大黄或者大柴胡汤治之，去黄芩加白芍为误治。这里的腹痛并不是脾阳不足的腹痛，而是阳明不通导致的腹痛，此时少阳郁火重，阳明热也重，不可去黄芩，更需加大黄通腑泄热。

医案五：高热、咳嗽

王某，男，4 岁。患儿高热两日，高达 40℃，咳嗽舌外伸，咳声粗迫，喜冷饮，手心热，小便黄，大便两日未行，前额太阳穴烫，右胁叩诊不适，下颌淋巴结肿大。左脉弦滑数较有力，右脉弦滑数有力，舌红，苔薄白。

辨证分析：

（1）左脉弦滑数较有力，舌红，咳嗽舌外伸，咳声粗迫，太阳穴烫，右胁叩诊不适，下颌淋巴结肿大，大便两日未行，小便黄，邪郁少阳三焦。（升降散证）

（2）右脉滑数有力，高热，前额烫，口渴喜冷饮，热入阳明气分。

拟方： 升降散加柴胡黄芩甘草汤加减。

蝉蜕 3g	僵蚕 3g	生大黄 2g	姜黄 2g
柴胡 12g	黄芩 5g	炙甘草 5g	党参 3g

生石膏 15g

2 剂，水煎服，日 1 剂，分 3 次服。

当晚服药 20mL 后体温降至 38℃，次日体温正常，大便通，咳嗽减，两帖愈，嘱咐白粥养胃。

（学生张鹏医案）

第三节　少阳湿温概述

1.长夏季节，天暑下迫，地湿上蒸，人处湿热气交之中，易感而为病。脾胃属土，湿为土之气，同气相求，所以脾虚内湿之人，最易感受湿热之邪，而为湿温病。此即《温热论》"外邪入里，里湿为合"。

2.**湿温病，以湿热中阻，湿阻气滞，三焦不畅为基本病机特点**，病位以太阴－阳明为中心。湿温病的治疗，必须**以化湿为主，以宣畅三焦气机为重点**，并根据湿热的偏重，选择适当的方药，但注意不可早用、过用苦寒清热药，否则就会凉遏气机，损伤阳气，反而导致湿邪更难祛去。

3.如果湿阻少阳为主，症见寒热如疟，胁痛，口苦，恶心，脉弦数者，治宜柴芩三仁汤、蒿芩清胆汤；如果湿阻膜原为主，症见憎寒发热，胸闷呕恶，舌苔厚腻如积粉者，则治宜柴胡达原饮。

第四节　少阳湿温病三个代表方解析

一、柴芩三仁汤证

1. 三仁汤，出自吴鞠通的《温病条辨》，**主治湿温病初起，湿重于热，湿困三焦者。**

2. 其中，湿阻上焦症见：胸闷，恶寒，发热，头昏痛，咳嗽等；湿阻中焦症见：胃脘腹胀，纳呆，恶心，呕吐等；湿阻下焦症见：大便溏黏，小便黄短，腰酸脚沉等；湿阻三焦，湿遏热伏，阳郁不达，可见身热不扬，午后潮热，面色淡黄，恶寒身重等。

3. 其治疗，重在化湿，宣畅三焦为主。治上焦，用杏仁，临床可适当加入紫苏叶配杏仁，加强开宣肺气；治中焦，用半夏厚朴白蔻仁等苦温燥湿，行气畅中；治下焦，用薏苡仁、滑石、竹叶等利湿兼导热下出。合而宣上，畅中，利下，分消湿热。

4. 如果湿郁中阻，累及少阳，胆郁不畅，则常有右胁胀痛、口干苦、往来寒热、左脉弦滑等，治宜于三仁汤中加入**柴胡、黄芩**，兼清解少阳郁热；如果退热效果不好，可加入**青蒿**兼清暑热。因为青蒿清退暑热暑湿的作用优于柴胡。

5. 如果病发于梅雨季节，雨水多，外湿重，舌苔白厚腻者，则应加入**藿香、佩兰**。因为藿香、佩兰气味芳香，善化外来的湿浊。

二、蒿芩清胆汤证

1. 蒿芩清胆汤，见于俞根初的《通俗伤寒论》，**主治少阳湿温，胆胃不和者**，其症常见脘痞腹胀、恶心、呕吐、长期发热不退、口苦、右胁叩痛、左脉弦滑、咽干咽痛、寒热往来等，此类病证多见于暑湿季节。

2. **鉴别：三仁汤证与蒿芩清胆汤证**

三仁汤证的湿浊较重，以**湿阻三焦**的症状突出；而蒿芩清胆汤证的湿热体征常不明显，舌苔不太厚腻，症状则以**胆胃不和**突出，多伴有**长期发热不退**。

3. 此方对病证以胆胃不和，伴有长期发热者，疗效神奇。

三、柴胡达原饮证

1. 达原饮，出自吴又可的《温疫论》，**主治湿温夹秽浊之气，郁阻膜原证**，多有长期发热未退，甚至憎寒壮热等。其辨证要点有三：一是**舌苔白厚腻如积粉，舌苔干燥，正面几乎不见舌色；二是舌底红；三是左关脉多见弦滑数**。

2. 少阳湿温，阻遏膜原，也常见少阳经证，如胁痛、耳聋、寒热、呕而口苦，左脉弦数，右胁叩痛等，故宜加柴胡，配合黄芩，以清解少阳郁热。

四、医案举隅

医案一：头痛、左目失明、鼻咽部占位性病变等

顾某，男，64岁。2015年2月初起病，从2月份间断到多家医院住院治疗，均无效果。

病史：2015年7月5日无锡安国医院出院记录：2型糖尿病、糖尿病性眼肌麻痹、糖尿病性周围神经病变、糖尿病性周围血管病变、高血压病、电解质紊乱、营养不良、甲状腺结节、失眠症、焦虑状态、颈肩综合征、发热待查（上呼吸道感染？中枢性发热？）、左眼失明原因待查。出院情况：目前患者血糖控制欠佳。仍存在颈部疼痛、头晕、左眼失明、乏力等不适。

后患者因"左眼活动障碍2月余，加重伴视力下降26天"在上海长海医院住院，检查后还有"鼻咽部占位性病变"。因治疗乏效，2015年7月31日患者家属邀我于神经内科病房会诊。

问诊：患者于2015年春季2月份起病，先出现厌食、舌苔厚，继而出现眼部疼胀、左眼皮上抬困难，至5月左眼云翳、失明，牙痛，头顶、前额、两侧胀痛，风池穴处痛，左颈后侧胀痛甚。头痛每天必用止疼康，抗感染治疗无效。耳鸣耳堵、失眠心烦，咽部梗阻，难以下咽，大便干结，1周1次，必用开塞露始下，排出大便后头目耳诸症减轻，腹部不胀不痛。口干不欲多饮，尿黄赤，不恶寒，曾有发热伴寒战4天，起则头晕，不吐，神疲乏力，消瘦40余斤。下肢膝以下凉、自不觉凉。坐起则头眩晕。

脉诊：两寸沉细弱、两尺沉弦小缓软，左脉关浮弦滑数，右脉关浮

滑数。

望诊：面色红润，气色尚好（自服西洋参），形瘦，舌尖红少苔、舌中后苔黄厚腻润。

触诊：两肋触压胀，左肋处压痛、腹软、中下腹轻压痛。

病程经过：初诊我从两脉弦滑数、纳呆、失眠等辨为胆郁痰热，用柴芩温胆汤，合上升降散清透痰热，失眠、纳呆、胃胀有所减轻，其他症状、体征同前。

辨证分析：

（1）舌中后苔黄厚腻润，右关浮滑数，厌食，左眼上抬困难、左眼云翳，口干不欲多饮，为湿邪秽浊内阻。

（2）两关脉浮滑数，舌尖红少苔，眼部疼胀、失明，牙痛，头顶、前额、两侧胀痛，失眠心烦，咽部梗阻，难以下咽，为火毒上攻，三阳合病（头顶、前额、两侧胀痛）。

（3）左关浮弦滑数，中下腹轻压痛，两肋触压胀，左肋处压痛，风池穴处痛，左颈后侧胀痛甚，耳鸣耳堵，少阳证突出。

（4）结合曾有寒战、高热4天，从内伤杂病论治用温胆汤乏效，症状缠绵难愈，从以上3点综合分析，患者得的是湿温病、伏气温病，为湿温夹秽浊之气郁阻少阳膜原。（达原饮）

（5）三阳经证具备，仿吴又可三阳经加减法，加羌活、柴胡、葛根；纳呆、两肋触压胀，少阳证明显，故加四逆散条达气机；中下腹轻压痛，糖尿病性周围血管病变，鼻咽部占位性病变，为血分瘀堵，加酒大黄轻下瘀血。

（6）两寸沉细弱、两尺沉弦小缓软，舌前少苔，腹软，神疲乏力，消瘦40余斤，下肢膝以下凉，自服西洋参气色尚好，为阳气、阴分均有不足。（加西洋参、炮附片）

（7）鉴别：①大便干结，需开塞露始下，但是腹部不胀不痛，中下腹轻度压痛，没有潮热、手足汗出、谵语等，排除承气汤证，为湿遏热伏。②此症状缠绵不愈，舌苔厚腻，多见于痰热，或湿热证。不宜温胆汤，就宜达原饮治疗。

温胆汤是治疗痰热证的良方，其病多因内伤情绪抑郁起病。胆郁化火犯胃，胆胃不和，痰热内生，循经上扰心神所致。表现为舌苔黄厚腻，情绪不佳、纳呆、胃胀、胸闷、失眠、早搏等症，其症以胆、胃、心的症状为主，很少有长期感染发热的病证。

达原饮治疗秽浊阻遏膜原的湿温病，属外感病范畴，其湿浊较重，湿遏热伏，也多见胆胃不和症状，辨证要点为舌苔厚腻如积粉，舌底红，左关脉多见弦滑数，而且多见感染病证。

拟方：四逆散、达原饮、参附汤加减。

苍术 10g	槟榔 6g	厚朴 3g	草果 3g
柴胡 3g	枳壳 3g	白芍 3g	生甘草 3g
羌活 3g	葛根 3g	知母 3g	黄芩 3g
酒大黄 3g	黑附片 30g	西洋参 15g	

7 剂，水煎服，日 1 剂，分 3 次服。

结果：服此方有显效，头痛、纳呆等绝大部分症状几乎消失，最神奇的是患者左眼恢复得特别晶莹透亮，云翳全无，视力仍差，仅余坐起则头眩晕一症并无好转。我考虑湿温病的湿热之邪大去，余湿未化，阳气未复，故三诊拟苓桂术甘汤加附子通阳化湿；舌尖红无苔，属心肺气阴两虚，故合用生脉饮，补气养阴；因为还有右胸胁和右脐部有压痛，大便干结，腹部拘急，考虑还有气滞血瘀，故合用四逆散加桃仁、大黄、三七。

最后拟方是苓桂术甘汤加附子合生脉饮、下瘀血汤、四逆散。

吃完后，几乎所有的症状都消失了。2018 年患者随我上养生堂节目时，我才知道患者间断地继续服用此方 3 个月多，左眼云翳完全消失，血糖也从此治愈，脑肿瘤也消失，完全正常生活，2018 年还去欧洲旅游了一圈。目前，患者未服用任何药物，随访未复发。

医案二：身烦热

潘某，女，68 岁，2015 年 8 月 25 日初诊：诉今年立秋后手足及身烦热，自服藿香正气丸后，湿困症状缓解，但烦热未除，午后加重，伴牙龈肿痛，头晕，胸闷，气短，纳差，身体困重，双腿沉重乏力，大便溏，小便黄。两脉细缓滑，舌红，苔黄厚腻。证属湿热困阻三焦。予以三仁汤加减，7 剂。

2015 年 9 月 8 日二诊：服后改善不明显。牙龈肿痛、头晕胀有减轻，仍有手足及上身烦热，下身反凉，足腿凉，大便可，尿热而量少色黄，口苦，不渴，纳差，神疲乏力。

脉诊：右脉浮缓细滑、尺沉弱，左脉浮缓细滑、尺沉弱。

望诊：舌淡红偏暗，苔黄厚腻。

辨证分析：

（1）舌苔腻，两脉细缓，身困，头晕，胸闷，纳差，不渴，腿沉，便溏，为湿困三焦。

（2）两脉带滑，舌红，苔黄，手足及上身烦热，牙龈肿痛，口苦，尿黄，为湿遏热伏，郁热浮越上攻的表现。

（3）舌苔黄厚腻，立秋起病，服三仁汤后改善不明显，考虑为湿温夹秽浊之气，阻滞膜原。（达原饮证）

（4）两尺沉弱，神疲乏力，下身凉，足腿凉，考虑湿温久羁，伤及脾肾阳气。

拟方：达原饮合附子汤加减。

草果 6g	厚朴 6g	槟榔 6g	柴胡 3g
羌活 3g	葛根 3g	黄芩 3g	白芍 6g

| 知母 3g | 生甘草 2g | 黑附子 20g | 党参 10g |

| 苍术 10g | 茯苓 10g |

7 剂，颗粒剂，日 1 剂，分 2 次服。

方义：方中以达原饮开达膜原，辟秽化浊，因身烦热为邪热浮越于经，故遵吴又可加减法，加柴胡、羌活、葛根透发三阳经证邪气；合入附子汤温补脾肾阳气。

服完 7 剂后，又在原来的基础上稍做加减，前后共服 14 剂，诸症悉除。最后拟附子汤加沉香 7 剂善后，随访未有复发。